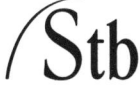

Stb

In dieser liebevoll geschriebenen Geschichte zeigt Gerdi Fröhlich, dass hinter den uns allen bekannten Märchen oft ein
viel tiefgründigere Bedeutung steckt als auf den ersten Blick
ersichtlich. Die Märchentante liest ihren Nichten und Neffen
zwölf Märchen vor, um ihnen dann die tatsächliche Bedeutung der jeweiligen Symbole zu erklären. Der Leser nimmt
an dieser außergewöhnlichen Märchenstunde teil und lernt
dadurch Werte wie Vertrauen, Liebe und Glaube, aber auch
sich selbst und sein Verhalten in verschiedenen Situationen
neu kennen.

Gerdi Fröhlich

Die heilende Kraft der Märchen

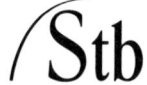

© 2007 Schirner Verlag, Darmstadt

Alle Rechte vorbehalten

ISBN 978-3-89767-573-5

1. Auflage

Umschlaggestaltung: Murat Karaçay
Redaktion: Elke Truckses
Satz: Heike Wietelmann
Herstellung: Reyhani Druck und Verlag, Darmstadt

www.schirner.com

Inhalt

Was uns das Rotkäppchen zu sagen hat

»Tante Frieda, liest du mir ein Märchen vor?« Die sechsjährige Lilli kam mit einem dicken Buch auf ihre Tante zugelaufen. Mit erwartungsvollen Augen blieb sie stehen und hielt ihr das Buch mit beiden Händen entgegen.

»Was für ein Buch schleppst du denn da an? Das kenne ich ja gar nicht.«

»Da steht auch das Rotkäppchen drin. Liest du es mir jetzt vor?«

»Das habe ich dir aber schon oft vorgelesen. Eigentlich müsstest du es schon auswendig kennen.«

»Ja, aber es ist doch so schön!«

»Was gefällt dir denn daran am meisten?«

»Dass das Rotkäppchen vom Wolf gefressen wird.«

»Das gefällt dir? Rotkäppchen mag das bestimmt nicht.«

»Aber es wird doch nachher wieder gerettet, das ist doch ein prima Abenteuer.«

»Möchtest du von einem Wolf gefressen werden, weil es ein Abenteuer ist?«

Das Kind schaute die Tante entsetzt an.

»Nein, bestimmt nicht! Gestern waren wir beim Bauer Kraft. Der hat einen großen Hund, den Nero. Der war ganz böse und hat geknurrt und die Zähne gezeigt. Da habe ich große Angst gehabt, obwohl er eine dicke Kette um den Hals hatte und gar nicht bis zu mir kommen konnte.«

»Der Hund vom Bauer Kraft hat ein trauriges Schicksal, deshalb benimmt er sich so böse. Man muss Mitleid mit ihm haben.«

»Ist ein Wolf auch so groß wie der Nero?«

»Ja, genauso groß und auch so kräftig.«

»Wie groß war denn dann das Rotkäppchen, dass er es mit einem Mal verschlingen konnte?«

»Weißt du, Lilli, der Wolf in dem Märchen ist gar kein richtiger Wolf. Er ist nur ein Symbol für die Versuchung.«

Das Kind riss erstaunt die Augen auf.

»Was ist denn ein Symbol? Und was ist eine Versuchung?«

»Die Menschen sprechen manchmal von Dingen, die man nicht sehen kann, mein Schatz. Wenn du etwas angestellt hast und deine Eltern ärgern sich darüber, dann sagen sie auch einmal, ›das ist böse‹. Damit sich nun die Kinder eine Vorstellung machen können, hat man der Versuchung die Gestalt eines Wolfes gegeben. Versuchung bedeutet, dass du von deinem eigenen Weg abkommst, weil du es ein bisschen leichter oder schöner haben willst, obwohl du weißt, dass du bereits auf dem richtigen Weg bist. In Wirklichkeit geht es gar nicht um einen richtigen Wolf.«

»Ja, um was geht es denn dann, Tante Frieda?« fragte Lilli und zog ihr Näschen kraus. Sie verstand viel für ihr Alter und konnte oftmals hinter die Dinge schauen.

»Was in den Märchen steht, das ist nicht wirklich geschehen. Früher gab es Menschen, die wollten ihren Kindern etwas erklären. Da die Kleinen das aber nicht richtig verstanden oder es langweilig fanden, hat man die Weisheiten der alten Leute so verpackt, dass sie für die Kinder interessant und spannend waren. Wenn man dann ein Märchen erzählt hatte und die Kinder waren ganz fasziniert davon, dann erklärte man ihnen genau, was man aus der Geschichte lernen sollte.«

»Das waren die Gebrüder Grimm, welche die Märchen geschrieben haben«, sagte das Mädchen, stolz auf sein Wissen.

»Die Gebrüder Grimm haben die Märchen nur aufgeschrieben, aber sie haben sich diese Märchen nicht ausgedacht. Die Geschichten sind ganz alte Volksweisheiten, die in den Familien erzählt wurden. So, wie du sie deinen Kindern auch einmal erzählen wirst.«

»Oder die Tante im Kindergarten liest sie uns vor. Oder du. Oder die Mama. Oder die Oma.«

»Ja. Aber eigentlich reicht es nicht aus, dass man den Kindern die Märchen nur vorliest. Man muss sie ihnen auch erklären.«

»Das brauchst du doch nicht, Tante Frieda. Ich bin doch schon groß und verstehe alles.«

»Aber wie der Wolf das Rotkäppchen auf einmal aufgefressen hat, das verstehst du nicht.«

»Vielleicht war das Rotkäppchen so klein wie der Däumling?«

»Hast du schon einmal einen so kleinen Menschen gesehen?«

»Nein, aber vielleicht war der Wolf so groß wie ein Elefant?«

»So große Wölfe gibt es aber nicht. Ein Wolf ist so groß wie der Nero vom Bauer Kraft.«

»Wie hat er aber dann das Rotkäppchen und die Großmutter gefressen?«

»Möchtest du, dass ich dir die Geschichte so erkläre, wie sie wirklich gemeint ist, Lilli?«

»Kann ich dann auch verstehen, wie der Wolf die Großmutter und das Rotkäppchen verschlungen hat?

Und auch, wie sie dann wieder lebendig aus dem Bauch
von dem Wolf herausgekommen sind?«

»Wenn es dich interessiert, werde ich es dir erklären.
Komm, setz dich neben mich, wir schauen uns einmal das
Bild von dem Rotkäppchen an.«

Gehorsam setzte sich die kleine Lilli neben ihre Tante und
blätterte in dem Buch, bis sie das Bild vom Rotkäppchen gefunden hatte.

»Schau, Tante Frieda. Sie ist viel zu groß. Sie passt gar
nicht in den Bauch von dem Wolf. Sind alle Märchen nur
gelogen?«

»Nein, sie sind nicht gelogen.«

»Aber das Rotkäppchen passt wirklich nicht in den Bauch
von dem Wolf.«

»Ich habe es dir schon einmal gesagt, mein Schatz. Der
Wolf ist nur ein Symbol für die Versuchung. Wenn die Kinder
noch klein sind, so wie du oder das Rotkäppchen, dann achten sie noch nicht so auf die Gefahren in dieser Welt. Deshalb
hat die Mutter das Rotkäppchen ermahnt, es solle schön aufpassen, damit ihm nichts passiert.«

»Das Rotkäppchen hat auch aufgepasst. Es hat den Wolf
gleich gesehen, als es in den Wald kam.«

»Ja, aber es hat nicht gewusst, dass er eine große Gefahr
ist. Sie hat dem Wolf vertraut.«

»Aber du hast doch gesagt, der Wolf ist gar nicht echt.«

»Ja. Die Mutter hat gesagt: ›Rotkäppchen du weißt, wohin
du willst, deshalb gehe den geraden Weg bis zur Großmutter,
denn wenn du vom Weg abweichst, dann triffst du den bösen
Wolf.‹ Die Mutter meinte damit, dass sie dann in Gefahr gera-

ten würde. Das Rotkäppchen wollte zur Großmutter. Das war ihr Wille und ihr Weg. Doch als sie dann ganz allein im Wald war, kam der Wolf und hat gesagt, sie solle etwas anderes machen.«

»Nein, der Wolf hat gesagt, sie soll für die Großmutter Blumen pflücken.«

»Warum hat er das gesagt?«

Das Kind dachte lange darüber nach.

»Er wollte, dass das Rotkäppchen der Großmutter mit den Blumen eine Freude macht.«

»Ja, das Rotkäppchen hat geglaubt, dass der Wolf ihr einen guten Rat gibt. Doch was hat der Wolf denn wirklich getan?«

»Er hat die Großmutter gefressen.«

»Das Rotkäppchen hat auf den Wolf gehört, weil es geglaubt hat, es tut etwas Gutes. Doch in Wirklichkeit ist etwas sehr Schlimmes dabei herausgekommen.«

»Warum hat das Rotkäppchen das gemacht?«

»Als deine Mama gestern zu dir gesagt hat, du sollst dein Zimmer aufräumen, da hast du auch etwas anderes gemacht.«

»Ja, Tante Frieda. Erst habe ich auch aufgeräumt. Aber als dann der große Käfer gegen die Fensterscheibe geflogen ist, da musste ich doch nachschauen, was passiert ist. Der Käfer war groß, Tante Frieda. Fast so groß wie meine Hand. Der hat auf meiner Fensterbank gelegen und mit den Beinen gezappelt. Das war lustig. Aber er konnte nicht wieder wegfliegen, weil er auf dem Rücken lag. Ich musste ihm helfen, sonst wäre er doch verhungert.«

»Obwohl deine Mama immer zu dir sagt, dass du nicht auf die Fensterbank klettern sollst, hast du es doch getan.«

»Ja, weil ich doch dem armen Käfer helfen wollte.«

»So hast du gehandelt wie das Rotkäppchen. Du bist von deinem geraden Weg abgewichen, und was ist dann passiert?«

Schuldbewusst schaute das Kind die Tante an.

»Ich bin aus dem Fenster gefallen«, sagte es leise. Doch dann wurde es sofort wieder lebhafter: »Es hat aber nicht sehr weh getan, Tante Frieda, weil ich in den Strauch gefallen bin. Schau, nur die Kratzer an den Armen und den Beinen sind geblieben.«

»Und die Angst, die du gehabt hast? Und der Schreck deiner Mama, als sie dich hat schreien hören und dich aus dem Geäst befreien musste?«

»Ja, erschrocken sind wir ganz schön. Aber es ist doch alles gut ausgegangen, wie im Märchen.«

»Wenn du auf deinem Weg geblieben wärst und dein Zimmer aufgeräumt hättest, dann wäre allen dieser Schreck erspart geblieben.«

Lilli grübelte lange. Dann sagte sie nachdenklich: »Meinst du, wenn das Rotkäppchen keine Blumen gepflückt hätte, dann hätte auch der Wolf nicht die Großmutter gefressen?«

»Ja, das ist eine der Weisheiten dieses Märchens. Wenn man etwas tun will, so soll man den geraden Weg gehen. In uns Menschen ist eine Stimme, die spricht manchmal zu uns und sagt: ›Wenn du diesen Umweg machst, wird es noch viel besser und schöner.‹ Als du das Fenster geöffnet hast, bist du dieser Stimme gefolgt. Das ist der böse Wolf in dir. Deshalb glaube dieser Stimme nicht, mein Kind. Sie will dich nur verführen. Tue etwas nur in der Weise, wie du es dir vorgestellt hast, und glaube daran, dass es so am besten ist. Etwas, was schön ist, braucht man nicht zu verbessern. Das

Rotkäppchen hatte Kuchen und Wein für die Großmutter, das war genug.«

»Aber wenn das Rotkäppchen Blumen mitbringt, dann freut sich die Großmutter noch viel mehr.«

»Man kann sich nicht noch mehr freuen. Wenn das Rotkäppchen zu seiner Großmutter gekommen wäre, so hätte sie sich gefreut, auch wenn das Kind nichts mitgebracht hätte...«

»Ja, aber wenn das Rotkäppchen auch noch Kuchen und Wein mitbringt, dann freut sich die Großmutter noch mehr.«

»Nein, Lilli. Sie freut sich nicht mehr. Ihre Freude ist gleich groß. Wer sich von Herzen freut, kann seine Freude nicht steigern. Als du Geburtstag hattest und die vielen Kinder gekommen sind, hast du dich da immer mehr gefreut?«

Wieder dachte die kleine Lilli lange nach.

»Weißt du, Tante Frieda. Ich habe mich wirklich ganz toll gefreut über die vielen Gäste und die Geburtstagstorte und die Geschenke und auch über die schönen Spiele, die wir gemacht haben. Es war der schönste Tag in meinem Leben.«

»Das glaube ich dir, mein Kind«, sagte die Tante zärtlich und strich dem Kind über die blonden Locken. »Aber wenn eine deiner Freundinnen nicht gekommen wäre und du weniger geschenkt bekommen hättest, wäre deine Freude über diesen Tag dann auch geringer gewesen?«

»Nein, ich hätte mich genauso gefreut. Die Helga und die Gertrud sind auch nicht gekommen, und trotzdem war es ein schöner Tag.«

»Siehst du, auch die Großmutter vom Rotkäppchen wäre glücklich und froh gewesen, wenn es ohne Blumen gekommen wäre. Man kann eine Freude nicht dadurch steigern, dass man etwas mehr gibt. Man muss immer das rechte Maß kennen.«

»Was ist denn das? Das rechte Maß?«

»Schau, mein Kind. Das Rotkäppchen hat der Großmutter schon dadurch eine Freude bereitet, dass sie den weiten Weg nicht gescheut hat und regelmäßig zu Besuch kam. Das war das rechte Maß.«

»Aber das Rotkäppchen hatte doch Kuchen und Wein dabei. War das auch das rechte Maß, oder war das zuviel?«

»Nein, mein Schatz. In diesem Fall war es nicht zuviel. Denn wie du ja weißt, war die Großmutter krank. Kuchen und Wein sollten sie stärken, damit sie wieder zu Kräften käme. Weil es der Großmutter nicht gut ging, gab man ihr etwas mehr. Auch das war das rechte Maß. Aber wenn die Großmutter wieder gesund ist, dann braucht das Rotkäppchen auch keine Gaben mehr mitzubringen.«

»Warum braucht sie es nachher nicht mehr mitzubringen, wenn es doch gut für die Großmutter ist?«

»Wenn du krank bist und bekommst vom Doktor Medikamente verschrieben, dann nimmst du sie ja auch nicht mehr ein, wenn du wieder gesund bist. Die Medikamente sind gut, solange du krank bist; wenn du sie aber noch nimmst, wenn du schon wieder gesund bist, dann werden sie dir schaden.«

»Aber Kuchen und Wein kann man doch immer zu sich nehmen.«

»Nein, Lilli. Das ist auch nicht gut für den Körper. Wenn man das Gute in kleinen Mengen genießt, dann ist es eine Freude für Körper und Geist. Wer aber zuviel des Guten zu sich nimmt, der fügt sich selbst Schaden zu. Das rechte Maß liegt immer in der Ausgewogenheit.«

»Was muss das Rotkäppchen jetzt machen, damit das rechte Maß gefunden ist?«

»Es hätte auf dem direkten Weg zur Großmutter laufen müssen. So wie du dein Zimmer hättest aufräumen sollen.«

»Aber der Käfer. Ich musste ihm doch helfen.«

»Das war auch sehr lieb von dir und vollkommen richtig. Aber man muss immer abwägen, ob die Gefahr, in die man sich dabei begibt, nicht zu groß wird. Wie hättest du ihm denn helfen können, ohne dich selbst dabei zu gefährden?«

Lilli dachte nach.

»Ich hätte ihm einen Stock hinhalten können, dann hätte ich nicht auf das Fensterbrett klettern müssen, und er wäre dennoch wieder auf die Beine gekommen. Ich hätte sogar Mama rufen können, damit sie ihm hilft.«

»Siehst du, jetzt hast du es verstanden. Es gibt immer viele Möglichkeiten, für andere dazusein, und man darf sich auch beim Helfen helfen lassen! Manchmal allerdings hilft man anderen viel mehr, wenn man ihnen beibringt, wie sie sich selbst helfen können.«

»Wie macht man denn das?«

»Am Montag habe ich gesehen, wie du von deinem Rädchen gefallen bist.«

»Ja, die Mama hat mich gleich wieder aufgehoben.«

»Wie hättest du dir denn selbst helfen können?«

»Warum soll ich mir selbst helfen, wenn doch die Mama da ist?«

»Damit du dir helfen kannst, wenn niemand da ist, der dich aufheben kann.«

»Aber die Mama war doch da.«

»Das war auch gut so. Denn wenn du es nicht alleine schaffst, dann kann sie dir zeigen, was du machen musst, damit du es beim nächsten Mal schon besser kannst. Lass dir nicht helfen, sondern lass dir zeigen, wie du dir selbst helfen kannst. Nur das ist zu deinem Nutzen und macht dich stark.«

»Der Wolf hat aber dem Rotkäppchen auch gezeigt, was es machen soll.«

»Ja, aber er hat es vom rechten Weg abgelenkt.«

»Was ist denn der rechte Weg?«

»Du musst wissen, was du willst, und es auch tun und nicht auf andere Stimmen hören.«

»Auch nicht auf die Mama?«

»Deine Familie weiß genau, was gut für dich ist. Ihr kannst du vertrauen – aber im Zweifelsfall solltest du auch nicht auf deine Mutter hören, wenn dir eine innere Stimme etwas anderes sagt.« Die Tante runzelte die Stirn, das war ein schwieriger Satz, und das Kind konnte ihn leicht missverstehen, dennoch stimmte er, und deshalb musste sie ihn sagen. Sie seufzte, Kindererziehung war schwierig! Sie würde Lilli später ausführlich erklären müssen, in welchen Fällen die innere Stimme recht hatte und wann ein Einfall nur eine Laune war.

»Aber wenn fremde Menschen zu dir sprechen, solltest du immer überlegen, ob es auch gut und recht ist, was sie sagen. Das Rotkäppchen hat auf den Wolf gehört, obwohl die Mutter es ermahnt hatte, nicht vom rechten Weg abzugehen. Auch du weißt tief in deinem Inneren immer, was gut für dich ist. Wenn da aber eine Stimme in dir spricht: ›Tu es so, dann ist es noch viel besser!‹, oder: ›Lass das sein, das ist zu schwer für dich‹, dann glaube dieser Stimme nicht. Es gibt nichts, was man besser als gut machen kann, und es gibt auch nichts, was zu schwer für dich ist.«

Das Kind saß lange da und dachte über die Worte der Tante nach. Alles konnte es noch nicht begreifen, aber so ungefähr verstand sie doch, was die Tante meinte. Doch auf einmal fiel ihr ein anderer Teil des Märchens ein, und sie wollte nun auch darüber Genaueres wissen.

»Tante Frieda!«

»Ja, Lilli?«

»Warum hat denn der Wolf das Rotkäppchen und auch die Großmutter gefressen?«

»Ich habe dir ja gesagt, mein Schatz, dass der Wolf die Versuchung und die Gefahr symbolisiert. Die Großmutter war doch krank. Eine Krankheit ist auch wie ein böser Wolf. Als du die Masern hattest, war das gerade so, als hätte dich der Wolf gefressen. Du hast nicht mehr ausgesehen wie unsere kleine Lilli. Dein ganzer Körper war mit einem Ausschlag bedeckt. Dein Gesichtchen war heiß und rot vom Fieber. Deine schönen Locken waren ganz zerzaust und verschwitzt. Man hat dich fast nicht mehr wiedererkannt, so elend und schwach hast du ausgesehen.«

»Das Rotkäppchen hat die Großmutter auch nicht erkannt und hat deshalb gefragt: ›Was hast du für große Augen?‹«

»Ja, mein Kind. So kann uns eine Krankheit entstellen. Vielleicht war das Gesicht der Großmutter ganz angeschwollen, und alles sah beängstigend aus für das kleine Rotkäppchen.«

»Und die Krankheit der Großmutter, war das der Wolf?«

»Ja, das war das Böse, der Wolf.«

»Aber warum hat er auch das Rotkäppchen gefressen?«

»Das Kind hat sich bei der Großmutter angesteckt.«

»Wie steckt man sich denn an?«

»Wenn ein Mensch krank wird, dann strahlt er sehr viel Leid aus. Sein ganzer Körper ist in Aufruhr und schreit nach Hilfe. Es gibt Menschen, die bedauern die Kranken und bemitleiden sie sehr stark. So wie deine Oma sich aufgeregt hat und fast einen Herzanfall bekommen hätte, vor lauter Sorge um dich. Wenn nun jemand eine Infektionskrankheit hat und ein anderer macht sich große Sorgen um ihn und ist ständig bemüht, ihm zu helfen, dann kann es sein, dass er sich überfordert und sein Körper auch schwach wird. Dann können sich die Krankheitserreger auch bei ihm festsetzen und krank machen.«

»Waren meine Masern auch eine Infektionskrankheit?«

»Ja, aber die meisten Erwachsenen sind immun dagegen, weil sie in ihrer Kindheit auch schon Masern gehabt haben. Ihr Körper weiß, wie er mit den Erregern umgehen muss, und deshalb werden sie nicht mehr krank. Aber die Kinder aus dem Kindergarten durften dich nicht besuchen, sonst wären auch sie infiziert worden.«

»Wie können die Erreger die Menschen anstecken? Sind sie so groß wie der Wolf?«

»Nein, mein Kind. Die Krankheitserreger sind so klein, dass man sie mit bloßem Auge nicht sehen kann. Aber sie vermehren sich sehr schnell, und der Kranke scheidet sie aus, durch Niesen und Husten oder durch das Atmen und die Haut. Wenn der Patient von anderen berührt wird, dann können die Keime auch übertragen werden. Wenn man sich die Hände nicht wäscht, wenn man mit dem Kranken zusammen war, dann kann man ganz schnell krank werden.«

»War das auch so bei dem Rotkäppchen?«

»Ja, wahrscheinlich, mein Schatz. Vielleicht hat sich das Kind sehr erschrocken, als es die Großmutter so krank vorgefunden hat. Es hat sich schwach und hilflos gefühlt, weil es nicht wusste, wie es der Großmutter helfen sollte. Deshalb hat das Rotkäppchen seine ganze Liebe der Großmutter geschenkt, um ihr damit wieder Kraft für die Heilung zu geben. Es hat die alte Frau geküsst und umarmt, und so konnten die Krankheitserreger übertragen werden.«

»Wenn sich das Rotkäppchen die Hände gewaschen hätte, wäre es dann nicht krank geworden?«

»Das weiß ich nicht. Wenn ein Mensch eine schwere, ansteckende Krankheit hat, dann sollte man in keinem so engen Kontakt mit ihm sein wie das Rotkäppchen mit der Großmutter. Aber manchmal passiert es auch, dass man sich ansteckt, obwohl man sich in acht nimmt und sich die Hände wäscht. Das liegt dann daran, dass diese Menschen selbst sehr schwach sind. Auch das Rotkäppchen war sehr besorgt und aufgeregt, weil es seine Großmutter so liebhatte, und so konnte es sich ganz schnell anstecken.«

»Was muss man denn machen, wenn jemand so krank ist wie die Großmutter vom Rotkäppchen?«

»Man muss die Nerven behalten und ganz ruhig bleiben. Wenn du weißt, dass du nicht helfen kannst, dann suche Hilfe bei anderen Menschen. Gehe zu einem Nachbarn, damit er einen Arzt verständigen kann, und rege dich nicht auf, wenn der Kranke leidet. Durch deine Aufregung kannst du ihm nicht helfen. Wenn er sieht, wie sehr du mit ihm leidest, macht er sich Sorgen um dich und verbraucht sehr viel Energie, die er für seine Genesung benötigen würde.«

»In dem Märchen hat der Jäger dem Wolf den Bauch aufgeschnitten, und die Großmutter und das Rotkäppchen kamen lebendig wieder heraus. Geht denn das?«

»Die Großmutter und das Rotkäppchen waren ja nicht wirklich in dem Bauch des Wolfes. Der Wolf war die Krankheit, und der Jäger war der Arzt. Vielleicht hat er die beiden operiert oder ihnen Medizin gegeben. Auf jeden Fall hat er durch seine Hilfe die beiden wieder lebendig und gesund gemacht. Das heißt, sie konnten wieder aus ihrem Krankenbett aufstehen und den täglichen Pflichten nachgehen. So wie du nach den Masern.«

»Und was ist mit dem Wolf geschehen?«

»Der Wolf im Märchen bekam Wackersteine in den Bauch gefüllt, und an denen ist er gestorben. Das heißt, die Medikamente und ärztlichen Maßnahmen haben gewirkt und die Krankheitserreger abgetötet.«

Die kleine Lilli saß lange neben der Tante und betrachtete das Bild vom Rotkäppchen und dem bösen Wolf. Alles, was sie erklärt bekommen hatte, ging ihr durch den Kopf.

Man sollte immer wissen, was man will. Aber woher?

Man sollte nicht vom rechten Weg abkommen. Aber was ist der rechte Weg?

Man sollte immer das rechte Maß einhalten. Aber was ist das rechte Maß?

Der Wolf verkörpert eine Krankheit. Aber wie kann man ihn erkennen und sich schützen?

Lilli schaute sich noch einmal das Bild von dem Märchen an und sagte dann treuherzig zu der Tante: »Weißt du, Tante Frieda, das Märchen vom Rotkäppchen gefällt mir doch besser als das, was du mir erklärt hast. Liest du es mir noch einmal vor?«

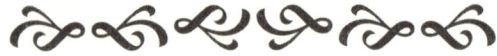

Was uns das Schneewittchen zu sagen hat

Frieda Hammerschmitt stellte ihre Einkaufstasche auf den Küchentisch und ging wieder hinaus auf den Flur. Dort zog sie ihren Mantel aus und hängte ihn liebevoll auf einen Bügel. Dann zog sie ihre Schuhe aus, lief ins Bad und entkleidete sich. Sie wusch ihren Körper mit kaltem Wasser und schlüpfte in ein leichtes Hauskleid.

Trotz der Kälte draußen fühlte sie sich sehr wohl, wenn sie barfuß und leicht bekleidet in ihrer Wohnung herumlaufen konnte.

Sie ging in die Küche und räumte ihre Einkaufstasche aus. Die Lebensmittel verstaute sie im Schrank, und die Butter legte sie in ein gesondertes Fach im Kühlschrank.

Sie verstaute das Brot, das sie gekauft hatte, und lief leichtfüßig in den Keller, um ein neues Glas Marmelade zu holen.

Sorgfältig las sie die Beschriftung auf den Gläsern und entschied sich für eine Kirschkonfitüre. Als sie wieder nach oben stieg, traf sie auf ihre Schwester, die gerade aus der Wohnung kam.

»Ach, Frieda, das ist gut, dass ich dich treffe. Kannst du dich nach dem Abendessen etwas mit den Kindern beschäftigen? Unsere Oma hat wieder über ihr Herz geklagt. Kein Wunder, bei diesem Wetter. Ich möchte mal nach ihr sehen, bleibe aber nicht lange. Höchstens eine Stunde.«

»Natürlich, Liesel, das mache ich gerne. Schick sie nur

herauf. Richte deiner Schwiegermutter einen schönen Gruß von mir aus, und ich wünsche ihr gute Besserung.«

»Ja, danke«, sagte Liesel freundlich, »ich bin wirklich froh, dass ich dich habe.«

Frieda stieg wieder nach oben und lächelte über ihre jüngere Schwester, die ständig in Eile war.

Sie selbst nahm sich Zeit für ihr Privatleben und genoss es, mit ihrem Hab und Gut sorgsam umzugehen. Sie ging in die Küche und wischte das angestaubte Glas ab, bevor sie es auf seinen Platz stellte.

Dann setzte sie sich ruhig hin und schrieb in ihr Tagebuch. Es stand nichts Besonderes darin, denn ihr Leben verlief ruhig und gleichmäßig. Ein Außenstehender würde diese Lebensform als langweilig bezeichnen, doch sie genoss jede Stunde ihres Daseins.

An allem, was ihr begegnete, hatte sie ihre Freude. Auch, dass die Kinder sie besuchen würden, machte sie froh. Sie hörte schon das lustige Geplapper auf der Treppe und legte ihr Schreibzeug weg.

Sie öffnete die Tür und fing Lilli auf, die fröhlich auf sie zusprang. Auch Heidi und Max freuten sich, bei der Tante sein zu dürfen. Hier roch es immer so gut, und es war so gemütlich in der kleinen Stube. Die Kinder machten es sich bequem und beratschlagten dann, was sie an diesem Abend unternehmen wollten. Heidi war dafür, »Mensch ärgere dich nicht« zu spielen, doch das gefiel Max nicht, weil er beim letzten Mal so oft verloren hatte.

Als die Kinder sich nicht einig wurden, machte Tante Frieda den Vorschlag, ein Märchen vorzulesen. Die Märchenstunden bei ihr waren an langen Winterabenden besonders schön, und so stimmten alle freudig zu.

Solange die Tante vorlas, knabberten sie das bereitgestellte Gebäck und tranken den Fruchtsaft, der besonders köstlich schmeckte.

».. . und die böse Königin musste in den glühenden Eisenschuhen so lange tanzen, bis sie tot umfiel.«

Voller Faszination hatten die drei Kinder der Tante zugehört, als sie ihnen das Märchen von Schneewittchen und den sieben Zwergen vorgelesen hatte. Heidi hatte zuletzt ganz entsetzt ausgesehen.

»Warum hat man denn so etwas mit der Königin gemacht? Das ist ja schrecklich!«

»Du bist vielleicht doof. Weil sie so böse war, musste man sie doch bestrafen. Das geschieht ihr ganz recht! Warum hat sie das Schneewittchen auch umbringen wollen, die blöde Kuh.«

Max war ganz empört über die Schandtaten der Königin und konnte nicht verstehen, warum Heidi Mitleid mit ihr hatte. Doch da mischte sich Lilli in das Gespräch ein und musste eine Weisheit von sich geben, die sie unlängst erfahren hatte: »Was da in den Märchen steht, das stimmt in Wirklichkeit ja gar nicht.«

Max und Heidi waren verblüfft und schauten die Tante fragend an: »Stimmt das, Tante Frieda? Sind die Märchen gelogen?«

»Nein, es sind keine Lügen, die in den Märchen stehen. Es ist eine sehr große Weisheit. Nur sind diese Geschichten sehr alt. Früher haben die Leute besser gewusst, was man mit den Geschichten ausdrücken wollte. Heute hat man meist vergessen, was man mit den Märchen sagen will. In Wirklichkeit gibt es natürlich keine eisernen Schuhe mit glühenden Sohlen, auf denen man tanzen muss, wenn man etwas Böses getan hat. Man will mit diesem Beispiel doch nur erklären, wie die Königin sich gefühlt hat, nachdem ihre Missetat ans Licht gekommen ist. Wenn ihr etwas angestellt habt und es kommt heraus, dann seid ihr auch ganz verlegen und hüpft von einem Bein auf das andere.«

»Ja, wie der Max gestern.« Heidi freute sich, dass sie ihrem Bruder Kontra geben konnte.

»Was denn? Was habe ich gemacht?« fragte Max empört und abwehrend.

»Du bist auch von einem Bein auf das andere gehüpft, als dich der Herr Pfarrer gefragt hat, ob du es warst, der den Kelch umgeworfen hat.«

»Ich hab ihn ja gar nicht umgeworfen.«

»Natürlich. Mit der Schleuder hast du gezielt, und der Kelch ist umgefallen, als der Stein dagegen prallte.«

»Das war ich nicht, das war der Stein, der den Kelch umgeworfen hat.«

»Aber du hast geschossen.«

»Ja, natürlich«, sagte Max verlegen. »Ich habe mich aber auch bei dem Herrn Pfarrer entschuldigt und ihm versprochen, dass ich in der Kirche nicht mehr mit der Schleuder herumspiele.«

»Aber da bist du auch von einem Bein auf das andere gesprungen. Wie die Königin im Märchen.«

»Warum muss man denn von einem Bein auf das andere springen, wenn man etwas angestellt hat, Tante Frieda?« fragte Lilli neugierig.

»Das machen die Verlegenheit und die Scham. Man kommt aus dem Gleichgewicht. Weil die Königin so böse war und alle gewusst haben, was sie dem Schneewittchen angetan hat, war sie natürlich verlegen und beschämt. Niemand wollte mehr etwas von ihr wissen, und das hat sie sehr unruhig gemacht. Ihr schlechtes Gewissen hat sie bis zu ihrem Tode nicht zur Ruhe kommen lassen. Das ist der wahre Sinn der eisernen Schuhe, mit denen die böse Königin tanzen musste.«

»Warum hat sie denn so böse Sachen gemacht?« wollte Heidi wissen.

»Ihr kennt doch den Anfang der Geschichte. Die Königin war sehr eitel und konnte es nicht leiden, wenn jemand schöner war als sie.«

»Aber warum, Tante Frieda? Warum? Es ist doch nicht schlimm, wenn jemand anders schöner ist als sie.«

»Die Königin hat geglaubt, wenn sie nicht die Allerschönste ist, dann verliert sie ihre Macht und ihr Ansehen. Sie dachte, ohne ihre Schönheit wird sie nicht gemocht. Deshalb war es ihr so wichtig, und sie hat alles mögliche getan, damit sie ihre Position als Schönste im Land halten konnte.«

»Ich hätte sie auch mit ihrer Schönheit nicht gemocht, die blöde Kuh!« rief Max.

»Aber ich kenne auch Menschen«, sagte Heidi, »die sehen gar nicht schön aus, und trotzdem sind sie sehr beliebt und haben großes Ansehen. Wie der Herr Pfarrer, der hat eine große Knollennase und fast keine Haare mehr auf dem Kopf, und trotzdem mag ihn jeder, weil er so gut ist.«

Auch da wuste Max eine Antwort: »Die Königin war aber nicht lieb. Und doof war sie auch, sonst hätte sie so etwas nicht angestellt. Wenn ihre Schönheit weg ist, dann bleibt nichts mehr übrig. Dann kann sie ihren Kram zusammenpacken und verschwinden.«

»Kinder, in dem Märchen geht es nicht wirklich um die Königin, sondern um ihr Verhalten. Das Märchen will doch nur ausdrücken, dass man nicht so eitel sein darf. Die Königin hat ihrer Schönheit einen zu großen Wert beigemessen. Das tun viele Menschen. Ihr wollt doch auch hübsch aussehen. Deshalb wünscht ihr euch Schleifen ins Haar und weiße Kniestrümpfe, wenn ihr am Sonntag in die Kirche geht.«

»Weiberkram!« sagte Max verächtlich.

»Von wegen Weiberkram! Als du dir am Sonntag die Milch über die Hose geschüttet hast, da wolltest du auch nicht, dass sie nur abgetupft wird. Du hast darauf bestanden, dass du deine neue Hose anziehen darfst, obwohl sie dir noch etwas zu groß ist. Vielleicht hast du die Milch extra verschüttet, weil du die neue Hose anziehen wolltest«, verteidigte sich Heidi.

»Nein, ich wollte nur nicht mit einer nassen Hose herumlaufen. Dann denken die Leute vielleicht, ich hätte in die Hose gemacht. Oder so was.«

»Es ist schon gut, wenn man darauf achtet, dass man ordentlich angezogen ist«, sagte Tante Frieda. »Aber die Königin hat damit sehr übertrieben. Sie war ganz vernarrt in ihre Schönheit und wurde sofort eifersüchtig, wenn sie dachte, dass jemand anderer besser sei als sie.«

»Was ist denn Eifersucht, Tante Frieda?« Lilli schaute die Tante fragend an.

»Eifersucht ist, wenn man glaubt, jemand anderer könnte dir mit seinem Bessersein schaden. Deshalb versucht man mit Eifer alles, um den anderen schlecht zu machen, damit man selbst wieder gut dasteht. Das Schneewittchen war so schön, dass die Königin sehr darunter gelitten hat. Eifersucht ist wie eine Krankheit, wie eine Sucht. Eifersüchtige Menschen können nicht ganz klar denken und verrennen sich in ihre falschen Vorstellungen. Sie leiden und merken nicht, dass dieses Leid völlig sinnlos ist.«

»Ich hab es ja gleich gesagt. Sie ist eine blöde Kuh, die Königin«, bemerkte Max.

»Was wäre denn passiert, wenn die Königin nicht eifersüchtig gewesen wäre?« wollte Lilli jetzt wissen.

»Sie hätte mit Schneewittchen glücklich und zufrieden in dem Schloss leben können. Aber dann wüssten wir auch nichts von diesem Märchen. In dieser Geschichte wird den Kindern sichtbar gemacht, wohin es führt, wenn man seine Schönheit zu hoch bewertet. Es gibt auch eine geistige Schönheit, die hat auch ihren Wert. Die Beliebtheit des Herrn Pfarrer liegt in seiner geistigen Schönheit.«

Jetzt waren die Kinder neugierig geworden. Interessiert fragte Max: »Wie wird man denn geistig schön, Tante Frieda?«

»Wenn man so gütig ist wie der Herr Pfarrer und kleine Buben nicht bestraft, wenn sie etwas angestellt haben. Wenn man den Menschen verzeihen kann, weil man ihre Motivation versteht, auch wenn ihr Tun noch so schlimm ist, dann ist man geistig schön.«

»Man kann der Königin doch nicht verzeihen«, sagte Max empört.

»Doch, Max, man kann auch ihr verzeihen. Wenn ein Mensch zu solch schrecklichen Mitteln greift, nur um etwas Bestimmtes zu erreichen, dann tut er das nur, weil er schrecklich leidet und keinen anderen Ausweg sieht.«

»Gestern hat der Kurt einen Buntstift von mir genommen«, sagte Max nachdenklich. »Er hat mich nicht gefragt. Da bin ich wütend geworden und habe gesagt, er soll ihn mir sofort zurückgeben. Aber er hat nur gelacht und sich geweigert. Da habe ich gedroht, dass ich es dem Fräulein melden würde. Da ist er so wütend geworden, dass er den Buntstift zerbrochen und ihn mir vor die Füße geworfen hat. War das auch Eifersucht?«

»Ja, Max, das war auch Eifersucht. Aber wer von euch beiden war denn eifersüchtig?«

»Der Kurt natürlich!«

»Und du? Warst du es denn nicht?«

»Ich? Ich war doch nicht eifersüchtig!« sagte Max, empört über eine solche Vorstellung.

»Du hast dem Kurt den Buntstift aber nicht gegönnt.«

»Das war ja auch meiner. Er hätte mich fragen müssen, und ich finde, ich darf auch nein sagen.«

»Da hast du recht, und ich verstehe, dass du wütend geworden bist. Aber vielleicht hätte es eine andere Lösung gegeben? Wenn du ruhig geblieben wärst und ihn nicht so grob behandelt hättest, dann hätte er dir den Stift bestimmt unversehrt zurückgegeben. So hat er auf deinen Widerstand mit Zorn reagiert. Du warst eifersüchtig, weil er den Stift hatte, und Kurt war es, weil er ihn nicht für kurze Zeit benutzen durfte. So habt ihr jetzt beide nichts mehr von dem Buntstift.«

»Aber er hat angefangen!«

»Innere Schönheit heißt auch, verzeihen zu können. Vielleicht hat er sich nicht getraut, dich zu fragen, ob du ihm den Buntstift leihen kannst, weil er Angst vor dir gehabt hat.«

»Angst? Vor mir? Aber ich tue doch gar nichts.«

»Nun, deinem Verhalten nach kannst du aber ganz schön rabiat reagieren.«

»Meinst du wirklich, er hat Angst vor mir?« fragte Max nachdenklich und neugierig zugleich. »War er nur so wütend, weil er glaubt, ich sei der Stärkere von uns beiden?«

»Es scheint fast so.«

»Meinst du, er glaubt jetzt immer noch, ich sei stärker als er?«

»Das kann schon sein.«

»Dann ist es nicht so schlimm, dass er den Stift zerbrochen hat, weil ich trotzdem der Stärkere bin.«

»Kannst du Kurt jetzt wegen seines Verhaltens verzeihen?«

»Ja, weil er sich geärgert hat, dass ich stärker bin als er«, sagte Max großzügig und stolz.

»Siehst du. Jetzt, da du weißt, aus welchen Gründen ein Mensch in einer bestimmten Situation handeln kann, bist du bereit, ihm auch zu verzeihen. Genauso kannst du auch der Königin im Märchen verzeihen.«

»Nein!« rief er ganz empört.

»Aber Max, warum denn nicht?«

»Sie wollte das Schneewittchen umbringen.«

»Es war zwar nicht gut, was die Königin getan hat, aber sie tat es vielleicht aus den gleichen Gründen wie Kurt.«

»Was hat sie getan? Das verstehe ich nicht.«

»Sie hat versucht, das Schneewittchen umzubringen, weil sie gedacht hat, Schneewittchen sei die Stärkere.«

»Aber warum hat sie das gedacht? Schneewittchen ist doch noch ein Kind, und die Königin ist doch schon groß!«

»Die Königin hat geglaubt, wer schön ist, ist auch mächtig. Wenn sie wusste, dass Schneewittchen schöner ist als sie, dann musste sie auch glauben, dass das Schneewittchen mächtiger ist.«

»Gibt es das, dass Kinder mächtiger sind als die Großen?«

»Ja, Max. Die Macht der Kinder liegt in ihrer Unschuld.«

»Was ist denn Unschuld, Tante Frieda?« Lilli versuchte zu begreifen, was die Tante da erklärte.

»Als Max in der Kirche mit seiner Schleuder geschossen hat, tat er das nicht, um etwas zu beschädigen oder den Kelch umzuwerfen. Er tat es nur, weil er Freude daran hatte, mit seiner Schleuder zu spielen.

Der Herr Pfarrer hat das gewusst und ihn nicht bestraft, sondern ihm nur gesagt, dass es nicht recht ist, mit der Schleuder in der Kirche zu schießen. Er war überzeugt, dass Max an diesem Geschehen unschuldig war, obwohl es durch ihn verursacht wurde. Für ihn war es keine Schuld, sondern ein Fehler, ein Versehen. Insofern ist die Königin auch unschuldig, denn sie hat geglaubt, dass das Schneewittchen schuld daran ist, dass sie nicht mehr die Schönste war und leiden musste.

Deshalb hat sie versucht, das Schneewittchen umzubringen. Sie fand keinen anderen Ausweg aus ihrer Not, auch wenn diese Not in Wahrheit in ihr lag und nichts mit dem Schneewittchen zu tun hatte.«

»Aber deshalb muss man doch niemanden umbringen«, sagte Heidi entsetzt.

»Die Königin sah einfach keinen anderen Ausweg. Sie hatte außerdem einen schlechten Ratgeber, denn sie hat immer wieder den Spiegel gefragt. Wenn ihr euch vorstellt, der Spiegel sei ihr Inneres, dann hat sie nur auf ihre innere Stimme gehört, die sie angestachelt hat.

Bestimmt gab es in ihr auch eine andere Stimme, die ihr geraten hätte, Schneewittchen in Ruhe zu lassen und sich auf ihre eigenen Qualitäten zu besinnen. Sich nicht mit ihr zu vergleichen, versteht ihr? Weil sie aber der Antwort des Spiegels geglaubt hat, war sie der Meinung, Schneewittchen füge ihr ein Leid zu.«

»Der Spiegel hat sie aufgehetzt.« Max war ganz empört.

»Ja, Max. Der Spiegel steht für unsere Gedanken. Manchmal stellen wir uns Sachen vor, die uns nicht gefallen. Dann bekommen wir Angst vor unseren eigenen Vorstellungen und tun dann Dinge, die wir normalerweise nicht machen würden. Diese innere Stimme, die in dem Märchen durch den Spiegel symbolisiert wird, kann oft sehr grausam sein.«

»Man darf dem Spiegel nicht glauben.« Heidi nickte bei ihren Worten heftig.

»Ja, wenn deine innere Stimme dich in Angst versetzt oder dich auffordert, den anderen durch Worte oder Taten Schaden zuzufügen, dann solltet ihr nicht darauf hören. Glaubt immer daran, dass niemand euch wirklich schaden will.«

»Ja, aber die Königin wollte dem Schneewittchen doch schaden.«

»Natürlich, Heidi, weil sie ihrem Spiegel geglaubt hat.«

»Das Schneewittchen hat aber der Königin geglaubt, als sie verkleidet zu ihr gekommen ist, und ist fast daran gestorben. Deshalb ist es doch nicht gut, wenn man nur an das Gute glaubt.«

»Doch, Max, es ist richtig, wenn man an das Gute glaubt. Aber man muss auch wissen, dass andere Menschen Fehler machen. Nicht aus Bosheit, sondern weil sie nicht wissen, dass sie den falschen Weg beschritten haben.

Deshalb sollte man schon darauf achten, ob das Angebotene auch wirklich gut ist. Die Zwerge haben zu Schneewittchen gesagt, sie solle niemanden einlassen und auch nichts annehmen, aber sie hat nicht darauf gehört, und so ist sie zu Schaden gekommen. Auch Schneewittchen hat Fehler gemacht und nicht genug auf sich geachtet, und erst deshalb war es der Königin möglich, ihr Leid zuzufügen.«

»Dann war das Schneewittchen ja auch dumm!« Max war darüber ganz verwundert.

»Und was muss man jetzt machen, um dem Spiegel nicht mehr zu glauben?« wollte Lilli wissen.

»Du musst wissen, was du willst, und es dann auch tun. Selbst wenn andere sagen, es sei falsch. Wenn es dann wirklich ein Fehler war, stehe auch dazu, und glaube daran, dass du durch diese Situation gelernt hast. Dann kannst du beim nächsten Mal besser entscheiden, ob dein Handeln für dich von Vorteil ist oder nicht.

Das Schneewittchen hat aus seinem Fehler nicht gelernt. Deshalb musste sie diesen Fehler so lange machen, bis er fast zu ihrem Tode führte.

Wenn in einer Situation mehrere Menschen in Konflikt stehen, dann nur deshalb, weil sie nicht richtig wahrnehmen, was eigentlich geschieht und was man daraus lernen kann.«

»Und was sollen wir von dem Schneewittchen lernen?«

»Die Königin hat ihrem Spiegel, das heißt ihrer inneren Stimme, geglaubt, dass alleine ihre Schönheit wichtig ist. Als sie dann merkte, dass es jemanden gibt, der schöner ist als sie, sprach dieser Spiegel: ›Wenn du gegen diese Konkurrenz nichts tust, dann wirst du immer weniger wert sein, und eines Tages will niemand mehr etwas von dir wissen.‹ Sie hat sehr unter diesen Gedanken gelitten. Es ist ihr auch bestimmt nicht leichtgefallen, dem Schneewittchen zu schaden. Aber diese innere Stimme hat einfach nicht aufgehört zu reden. Zuletzt war die Königin so verwirrt, dass sie einfach tun musste, was die Versuchung von ihr wollte.«

»Die Versuchung, das ist der Wolf in uns«, sagte Lilli, sie erinnerte sich gut an ihr letztes Gespräch.

»Ja, der Wolf oder in diesem Märchen der Spiegel. Wenn in euch schlechte Gedanken entstehen, so gebietet ihnen Einhalt. Wenn ihr wütend seid, so achtet einmal auf eure Reaktionen. Denn wenn alles vorbei ist, dann tut es euch leid, dass ihr so gehandelt habt. Die Wut hat das Böse in euch angefacht. Wenn ihr aber aufmerksam auf das lauscht, was die gute Stimme in euch zu sagen hat, dann könnt ihr schon sehr früh ›nein‹ sagen, wenn das Böse sich meldet.«

»Warum ist denn etwas so Böses in uns, Tante Frieda?« fragte Heidi völlig verwundert.

»Das Böse ist eigentlich nicht wirklich böse. Es ist nur einfach eine Möglichkeit, wie man mit einem Problem oder einer Gefahr umgehen kann. Versteht ihr, der Spiegel zeigt eine Sichtweise, es gibt noch viele andere.

Es gibt immer die Sichtweise der Angst und des Leides und die Sichtweise der Liebe. In der Sichtweise der Liebe hätte sich die Königin über Schneewittchens Schönheit gefreut und gleichzeitig gewusst, wie schön, machtvoll und gütig sie selbst ist. Sie hätte erkannt, dass sie nicht in Konkurrenz zu einem Mädchen steht, egal, wie schön es ist. Schneewittchen kann ja nichts dafür, dass sie so schön ist, es ist nicht ihr Verdienst, sondern ein Geschenk Gottes.

Wir sollten versuchen, immer aus der Sicht der Liebe zu handeln. Das heißt nicht, dass wir immer lammfromm und lieb sein sollen, manchmal ist es durchaus angebracht, energisch durchzugreifen und strenge Maßnahmen zu ergreifen. Der Unterschied liegt in der Absicht, versteht ihr das?«

»Dann hätte die Königin einfach aufhören müssen, auf den Spiegel zu hören, und alles wäre gut gewesen? Und Schneewittchen hätte auf die Zwerge hören müssen, dann wäre ihr nichts passiert?«

»Ja, Max. Die Zwerge sind das Natürliche, Gesunde in uns, der Teil, der Gefahren erkennt, weil er mit dem Leben in guter Verbindung steht. Genau das ist es, was das Märchen ausdrücken will. Glaubt daran, dass niemand euch etwas Böses zufügen will, aber achtet auch darauf, dass euch durch die Fehler anderer kein Leid geschehen kann.

Wenn ihr diese Fehler verzeihen könnt und euch in Acht nehmt, dann habt ihr etwas aus diesem Märchen gelernt.«

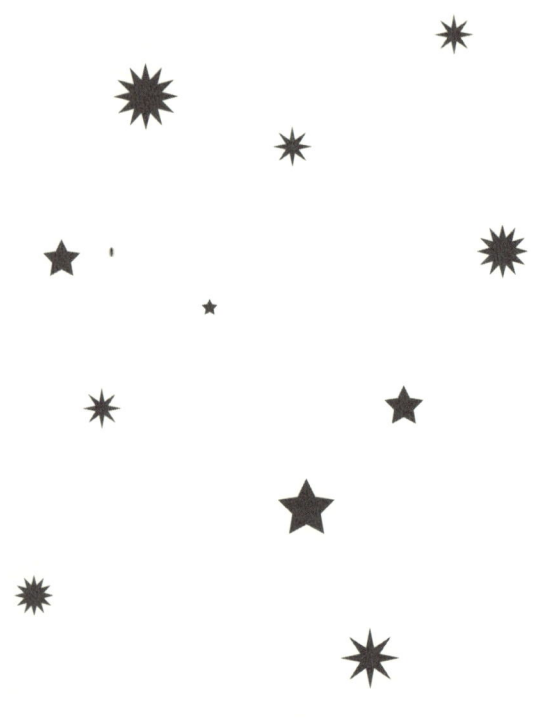

Was uns Hänsel und Gretel zu sagen haben

Beschwingt lief Frieda den weiten Weg nach Hause. Sie hätte auch den Bus nehmen können, doch es war heute ein so schöner Tag, dass sie die Natur genießen wollte. Trotz der niedrigen Temperaturen hatte sie ein Gefühl von Wärme in sich, das durch den strahlenden Sonnenschein ausgelöst wurde. Lange würde der Winter nicht mehr anhalten. Ihr fiel ein Gedicht von Goethe ein: »Vom Eise befreit sind Strom und Bäche . . .«

Es war der Osterspaziergang aus dem Faust. Sie kannte es fast auswendig. Schließlich beschäftigte sie sich oft mit Klassikern. Das war für sie auch nicht schwer, denn sie arbeitete in einer Bibliothek. Dort betreute sie die Abteilung für Kinderbücher, eine schöne Aufgabe.

Doch für ihren eigenen Gebrauch holte sie sich oft die Klassiker der Weltliteratur. Es war so erbauend, in diesen Schriften zu lesen. Ihr ganzes Weltbild war geprägt von den großen Meistern. Selbst Pythagoras und Plato hatten zu ihrem Glaubenssystem beigetragen.

Schön war es, das helle Licht der Sonne zu spüren. Doch dieses Gefühl konnte man niemandem beibringen. Sie empfand die Helligkeit als gut und angenehm. Ein anderer musste eine Sonnenbrille aufsetzen, weil er sich geblendet fühlte. Jeder Mensch hatte einen anderen Zugang zu dieser Welt.

Sie bog um die Ecke und blickte auf ihr Haus. Es war von einem großen, gepflegten Garten umgeben. Selbst jetzt, im

Winter, sah man, dass eine tüchtige Hand für Ordnung sorgte. Sie liebte ihre Heimat und die Menschen, die mit ihr unter einem Dach wohnten.

Sie öffnete das Gartentor und die Haustür. Dann klopfte sie an die Wohnungstür ihrer Schwester: »Hallo Liesel, bist du da?«

»Ja, komm nur herein.«

Frieda ging in die Küche ihrer Schwester und stellte die Tasche auf den Tisch.

»Ich habe dir ein neues Gartenbuch mitgebracht. Ich habe schon hineingeschaut. Da sind so viele neue Erkenntnisse drin, von denen wir profitieren können. Es wird dir bestimmt Spaß machen.«

»Ich schaue es mir heute abend an, ich muss jetzt erst sehen, dass mein Berg Bügelwäsche kleiner wird.«

»Soll ich dir helfen?«

»Nein, das brauchst du nicht. Ich wollte dich etwas fragen, aber ich weiß nicht, wie ich anfangen soll.«

»Am besten ganz von vorne«, sagte Frieda.

»Hör mal, Frieda, was erzählst du den Kindern denn für Märchen?«

»Ich verstehe dich nicht, was meinst du damit?«

»Sie äußern im Moment öfters einmal neue Gedanken und sagen dann, das steht in den Märchen. Als ich gestern für Lilli einen Rock schneidern wollte und beim Zuschneiden des Stoffes war, sagte sie: ›Das rechte Maß liegt in der Ausgewogenheit.‹

Ich musste ihr dann erklären, dass ich bei ihrem Rock nicht zu wenig Stoff nehmen darf, weil sie ja noch wächst. Sie erzählte mir dann, dass sie diese Weisheit von dir hat und dass das im Rotkäppchen steht. Ich habe das Märchen noch einmal gelesen, aber dieser Satz stand nicht darin. Was hast du ihr denn erzählt, dass sie zu solchen Sprüchen kommt?«

Frieda lachte vergnügt auf.

»Deine Lilli ist ein sehr wissbegieriges Kind. Sie ist an allem interessiert, deshalb habe ich ihr erklärt, welche Aussagekraft diese Märchen wirklich haben und welches ihr tiefgründiger Sinn ist.«

»Die Märchen haben einen Sinn? Verstehst du denn etwas davon?«

»Ja, Liesel. Ich versuche den Kindern anhand der Märchen zu erklären, wie man mit dem Leben richtig umgeht. Das haben auch unsere Vorfahren so gemacht. Nur haben sich mit der Zeit die Vorstellungen der Menschen verändert, während die Märchen die alten geblieben sind. Man hat vergessen, was sie aussagen. Ich versuche, den Kindern das alte Wissen wieder beizubringen, damit sie Nutzen aus den Geschichten ziehen können.«

»Mir war gar nicht klar, dass du so etwas weißt. Woher hast du dieses Wissen?«

»Ich habe keine Ahnung, Liesel. Ich bin öfters alleine und mache mir Gedanken über das Leben im Allgemeinen und im Besonderen. Mit der Zeit ist mir dann klar geworden, dass die Menschen fast nicht mehr in der Lage sind, etwas richtig zu interpretieren. Wenn man versucht, einem Erwachsenen etwas zu erklären, dann winkt er gleich ab.

Wir Alten sind so hochmütig und glauben, uns brauche man nichts mehr zu sagen – so nehmen wir Informationen nur schwer auf. Aber die Kinder sind sehr zugänglich, wenn man ihnen etwas spannend erzählt. Auch unsere Vorväter wussten das schon und haben die Märchen erfunden, um den Kindern etwas beizubringen. Als mir das klar wurde, habe ich mich hingesetzt und mir Gedanken über den wahren Inhalt der Märchen gemacht.

Als ich zu einem Ergebnis kam, das mir einleuchtete, bekam das Märchen auf einmal einen ganz anderen Stellenwert. Denn nicht nur die Kinder können daraus lernen, sondern auch die Erwachsenen.«

»Kannst du mir nicht einmal ein solches Märchen erklären, damit ich verstehe, wie du dabei vorgehst?« Liesel bügelte ruhig weiter, während sie mit ihrer Schwester sprach.

»Natürlich, Liesel. Wenn es dir recht ist, dann erzähle ich dir von dem Märchen Hänsel und Gretel. Diese Geschichte habe ich Heidi und Lilli zuletzt erklärt.«

»Nun, was gibt es an Hänsel und Gretel zu erklären. Diese Geschichte ist doch eigentlich recht verständlich.«

»Bist du sicher, dass du es so verstehst, wie es die Alten gemeint haben?«

»Na ja. Ein bisschen unverständlich ist es schon, dass die Eltern ihre Kinder im Wald aussetzen wollten, damit sie sterben. Ich könnte so etwas nicht tun.«

»Doch, Liesel. Auch du tust solche Dinge!«

»Frieda! Wie kannst du mir nur so etwas unterstellen!« Liesel bekam vor Empörung einen ganz roten Kopf, als sie die Anschuldigung vernahm. Sie stellte das Bügeleisen zur Seite und schaute ihre Schwester ernst an, wobei sie die Hände in die Hüften stemmte. Aber Frieda war ruhig und gelassen und ging nicht auf die Empörung ihrer Schwester ein, damit sie sich schnell wieder beruhigte und dann zuhörte.

»Du brauchst dich nicht aufzuregen, Liesel. Deine Empörung kommt nur daher, dass auch du dieses Märchen nicht verstehst. Wenn ich sage, auch du schickst deine Kinder in den Wald, damit sie verhungern, dann meine ich nicht Lilli,

Heidi oder Max. Du hast auch noch andere Kinder, die du vernachlässigst und verhungern lässt.«

»Komm, Frieda. Sprich nicht in Rätseln. Du hast mir einen ganz schönen Schrecken eingejagt. Was meinst du also? Von welchen Kindern sprichst du da?«

»Nun, da sind zum Beispiel die Musik und der Gesang. Wie gut konntest du früher Klavier spielen und hast dazu mit deiner glockenreinen Stimme gesungen! Es war eine Erbauung, dir zuzuhören. Ich habe dich aber in den letzten Jahren kaum noch spielen hören, und singen tust du auch nicht mehr. Auch das sind deine Kinder, Liesel. Du kannst es nicht abstreiten, dass du sie total vernachlässigt hast.«

»Ach, so meinst du das«, sagte Liesel erleichtert. »Nun ja. Es ist schon wahr, dass ich diesen Bereich etwas vernachlässigt habe. Aber es bleibt mir wirklich keine Zeit mehr dafür. Du weißt ja selbst, wieviel Arbeit ich mit dem großen Haushalt und dem Garten habe. Wann soll ich da noch Musik machen?«

»Siehst du, genau das drückt das Märchen aus. Es kam eine große Teuerung ins Land, und die Holzfällerfamilie hatte nichts zu beißen. Auch du bist der Meinung, dass du für die Musik keine Zeit mehr opfern kannst. Das ist deine Teuerung. Es gibt immer einen Weg. Auch in arbeitsreichen Tagen kannst du dich der Musik widmen. Wenn du sie vernachlässigst, enthältst du auch deinen Kindern etwas vor. Du könntest sie die Freude an der Musik lehren, dann verbringen sie auch mehr Zeit am Klavier.«

»Ja, du hast recht, Frieda. So habe ich die Sache noch nicht gesehen. Die Musik war mir früher wirklich so lieb wie die Kinder heute, und ich werde mir jetzt jeden Tag ein Viertelstündchen dafür freihalten. Diese Kinder brauchen bei mir nicht zu verhungern. Dazu habe ich sie viel zu gern.«

»Aber es kann auch so kommen wie bei Hänsel und Gretel. Die Kinder haben beim ersten Mal auch aus dem Wald herausgefunden. Später kam dann eine zweite Teuerung, und sie waren dann demselben Schicksal ausgeliefert.«

»Nein, nein. Bei mir kommt das nicht vor. Du kennst mich doch. Wenn ich mir etwas vornehme, dann setze ich es auch durch. Dein Hinweis auf die Vernachlässigung meiner musikalischen Ader hat mir gezeigt, wie sehr ich es selbst vermisse.«

»Weißt du, Liesel, gute Vorsätze sind leicht gefasst. Aber oft kommt zu einem späteren Zeitpunkt etwas dazwischen, und deine Musik wird wieder hintangestellt. Wenn du es schon einmal so weit hast kommen lassen, fällt es dir auch ein zweites Mal nicht schwer, auf deine Musik zu verzichten.

Natürlich glaubst du, es ist nur für kurze Zeit, dass du deine Musik nicht zum Zuge kommen lässt. Aber wenn du einmal aufgehört hast, dann kommen immer wieder andere Dinge dazwischen, die dir wichtiger erscheinen. Auch Hänsel und Gretel sollten nur bis zum Abend auf die Eltern warten, und dann sind sie doch in Vergessenheit geraten.«

»Also Frieda, ich weiß nicht, ob man diese Dinge wirklich miteinander vergleichen kann. Erzählst du so etwas auch den Kindern?«

»Ja, Liesel. Und sie verstehen es viel besser als du. Sie leisten meinen Vorstellungen keinen Widerstand und versuchen eine Lehre aus dem zu ziehen, was ich ihnen erkläre. Es ist mir schon immer aufgefallen, wie schwer es Erwachsenen fällt, etwas Neues zu lernen. Eigentlich ist es nichts Neues, sondern etwas Uraltes. Aber es passt nicht in dein Weltbild, und so lehnst du es einfach ab, nur weil du nicht bereit bist, deinen Horizont zu erweitern.«

»Übertreibst du da nicht ein bisschen, meine liebe Schwester?« fragte Liesel pikiert.

»Ich meine es ja nicht böse, Liesel. Im Grunde deines Herzens weißt auch du, dass es so ist. Du willst es nur nicht zugeben, weil es so unbequem ist. Du hast gute Vorsätze gefasst und willst sie auch ausführen. Jetzt komme ich mit meiner Skepsis und unterstelle dir, dass du es nicht schaffst, deinen Vorsatz auch zu verwirklichen. In Wahrheit will ich natürlich nichts in Frage stellen, sondern nur das Märchen erklären.«

»Ach so. Ich dachte schon, du willst Streit anfangen. Du kannst mich ganz schön verwirren. Aber wenn ich mir so vorstelle, was du da gesagt hast, so sind doch gewisse Parallelen zu finden. Wie geht es nun mit dem Märchen weiter? Die Kinder kommen doch zu einer Hexe. Was hat denn das nun zu bedeuten?«

»Hast du dir noch nie Gedanken darüber gemacht, was die Hexe im Märchen bedeutet?«

»Na ja. Ich nehme an, die Hexe ist das Böse und will alles Gute vernichten.«

»Ja, genau. Sie symbolisiert das Böse. Und was hat das mit deinem Leben zu tun?«

»Hm. Keine Ahnung. Die Hexe will die Kinder erst mästen, um sie dann zu verschlingen. Was hat das aber mit meinem Leben zu tun?« Sie dachte einen Moment lang nach. »Ich habe keine Ahnung, sag du es mir.«

»Es gibt manche Eltern, die lassen ihre Kinder in einem Bereich ausbilden, den sie selbst in ihrem Leben vernachlässigt haben. Sie drillen ihre Kinder sehr, damit sie dann mit deren Leistungen angeben können. Wie viele Arbeiterkinder müssen einen Doktortitel erwerben, obwohl sie lieber einen handwerklichen Beruf erlernt hätten. Andere Kinder werden dazu angehalten, Hochleistungssport zu treiben, nur um die Bedürfnisse der Eltern nach Macht zu befriedigen. Sie opfern dafür ihre ganze Jugend. Auch diese Eltern fressen mit ihrem Ehrgeiz ihre Kinder auf.

Dein Perfektionszwang ist auch so etwas, was du von den Eltern gelernt hast. Ich habe die Möglichkeit gehabt, mich dagegen zur Wehr zu setzen, weil du immer eine gehorsame Tochter warst. Dafür danke ich dir sehr, aber jetzt wird es Zeit, damit aufzuhören, meinst du nicht? Du hast dich selbst vernachlässigt, um nach den Vorstellungen der Eltern zu leben. Sie haben dich aufgefressen wie die Hexe im Märchen.

Du musst darauf achten, dass du dir auch Freiräume verschaffst. Du musst dir auch selbst wichtig sein und nicht nur die Familie im Blickfeld haben. Wenn du gelernt hast, dir Zeit für dich zu nehmen, hast du Hänsel und Gretel befreit.«

Liesel stand lange da und ließ sich die Worte durch den Kopf gehen. Sie war sehr betroffen, denn die Worte ihrer Schwester trafen sie mitten ins Herz. Hatte sie überhaupt ein Recht darauf, Zeit für sich selbst zu verlangen? Gingen ihre Pflichten nicht vor? Durfte sie überhaupt eigenmächtig über ihr Leben verfügen? Als sie dies dachte, wurde ihr auf einmal mit Entsetzen klar, was sie da mit sich selbst machte. Sie hatte sich wirklich selbst gefangen. Wie dicke Mauern versperrten ihre Pflichten ihr die Freiheit. Sie hatte sich ihre Rechte selbst verweigert. Sie war wirklich der Meinung gewesen, dass sie nicht über ihr eigenes Leben bestimmen durfte. Wenn nicht sie, wer denn sonst?

Durfte man denn überhaupt jemandem das Recht geben, über einen zu entscheiden? Bei ihr war es immer so gewesen. Erst war es ihr Vater und jetzt ihr Mann, der von ihr verlangte, dass der Haushalt perfekt lief. Oder stimmte das gar nicht? War es nicht sie selbst, die sich ein anderes Verhalten verbot? Eigentlich hatte sie sich selbst belogen. Niemand hatte ein solches Verhalten von ihr erwartet. Niemand zwang sie. Nur sie sich selbst. Entsetzlich! Lange Zeit dachte sie darüber nach, wie sie ihr Leben ändern könnte, doch sie fand keinen Ausweg.

»Du hast recht, Frieda. Aber ich sehe da wirklich keine Möglichkeit. Ich kann doch nicht meine Familie vernachlässigen, nur um mir etwas Spaß am Klavier zu verschaffen.«

»Du sollst deine Familie nicht vernachlässigen, sondern sie auch einmal sich selbst überlassen. Sie merken ja gar nicht mehr, dass sie dich gefangenhalten. Erst wenn du einmal ausgebrochen bist, werden sie merken, wie abhängig sie von dir sind.

Deine Kinder sind schon groß genug, um auch einmal alleine zu sein. Sie müssen nicht immer an deinem Rockzipfel hängen. Etwas Selbstständigkeit täte ihnen gut. Auch deinem Mann würde es nicht schaden, wenn er wieder einmal merken würde, wie sehr er auf deine Zuwendungen angewiesen ist.«

»Ich kann mir das gar nicht vorstellen, wieder einmal frei und unabhängig zu sein. Ohne Pflichten und Familie.«

»Hänsel und Gretel haben die Hexe getötet und viele Schätze gefunden, die sie mit nach Hause brachten. Wenn du dich entschließen kannst, auch deine Hexe zu töten, wirst du bereichert werden und mit dir deine ganze Familie.«

»Das hört sich wirklich zu gut an. Aber ich sehe wirklich keinen Ausweg. Ein Viertelstündchen pro Tag, um etwas Musik zu machen. Ja, das kann ich mir zugestehen. Aber zu mehr wird es wohl nicht reichen.«

»Du drückst dich vor der Verantwortung, Liesel.«

»Vor welcher Verantwortung? Ich tue doch alles, weil ich die Verantwortung für meine Familie so ernst nehme.«

»Ich meine auch nicht die Verantwortung für deine Familie, Liesel.«

Die Schwester war ganz verwirrt. Erst jetzt erkannte sie, dass sie außer ihren täglichen Pflichten und Sorgen überhaupt kein eigenes Leben führte. Bis jetzt hatte sie das immer für richtig gehalten und auch nichts vermisst. Aber nun wurde ihr auf einmal klar, was sie durch dieses aufopfernde Leben alles versäumte. Hatte sie wirklich kein Recht auf etwas Freiraum? Musste sie wirklich von morgens bis abends die treusorgende Hausfrau spielen? Ihren Familienangehörigen gestand sie jede Menge Freiraum zu. Aber wo blieb der eigene? Was für Möglichkeiten gab es eigentlich noch für sie? Es fielen ihr keine ein.

»Es tut mir leid, Frieda. Aber es gibt für mich keine Möglichkeit, die Hexe loszuwerden. Wenn die Kinder einmal groß sind, dann vielleicht. Aber jetzt ist das unmöglich.«

»Hast du dir schon einmal Gedanken darüber gemacht, Liesel, was du deinen Kindern vorlebst? Wenn du ihnen nicht zeigst, wieviel Freude es macht, Klavier zu spielen und zu singen, wer soll es denn dann tun? Wenn du ihnen nicht zeigst, dass der Mensch ein Recht hat, für seine eigene Freude zu sorgen, von wem sollen sie es dann lernen?

Dein Mann ist auch so beschäftigt, dass er den Kindern kein gutes Vorbild sein kann. Bis jetzt haben sie gelernt, dass man als Erwachsene nur für andere da sein muss. Dass das Leben nur aus Mühe und Arbeit besteht und dass es keinen Spaß macht. Sie lernen von dir, so zu leben, wie du es tust. So wie du es von unseren Eltern gelernt hast.

Vielleicht werden deine Mädchen auch einmal perfekte Hausfrauen, so wie du und unsere Mutter. Oder eine von ihnen entschließt sich, diesem Schicksal zu entgehen, indem sie erst gar nicht heiratet, so wie ich. Aber es gibt noch eine andere Möglichkeit. Töte deine Hexe, und befreie Hänsel und Gretel. Zeige deinen Kindern, dass das Hausfrauendasein nicht nur aus Perfektion und Sauberkeit besteht, sondern auch aus Heiterkeit und Frohsinn.

Erwarte von ihnen, dass sie sich auch einen Tag in der Woche selbst versorgen können, und genehmige dir einen freien Tag, den du ganz nach deinem eigenen Geschmack verbringen kannst. Wie viele Wünsche und Sehnsüchte hast du im Laufe deiner Ehe unterdrückt! All das waren deine Kinder, die jetzt verhungert sind. Gebäre sie von neuem, und lasse sie an deinem Leben teilhaben. Es steht ihnen zu. Sie haben ein Recht darauf und du auch. Deine Kinder werden es dir danken. Sie werden dadurch selbständiger und lernen, später auch gute Mütter zu werden, die sich um ihre Bedürfnisse kümmern können. Meinst du nicht auch, dass es wichtig ist, diesen Schritt zu wagen?«

»Das wäre wirklich zu schön, um wahr zu sein, Frieda«, seufzte die Schwester sehnsüchtig.

»Es kann wahr werden, liebe Liesel. Es liegt ganz bei dir. Auf jeden Fall solltest du dir Gedanken um das Märchen von Hänsel und Gretel machen und deine Schlüsse daraus ziehen. Es ist von großem Nutzen, dieses Märchen zu verstehen.«

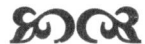

Was das Dornröschen
den Kindern zu sagen hat

*D*as Sprießen der Pflanzen im Frühjahr war für Frieda jedes Mal wie ein Wunder. Der lange Winterschlaf war vorbei, und die Erde erwachte und wollte die gesammelte Energie wieder abgeben. Die Samen keimten, und die Natur zeigte sich in den verschiedensten Grüntönen. Es war ein richtiges Labsal, die frischen Farben der Natur zu genießen.

Sie ging in die Küche und bereitete sich einen Feldsalat zu. Jetzt war die Fastenzeit. Ob sie auch eine Fastenwoche einlegen sollte? Oder zwei? Ja, entschloss sie sich, auch für sie war die Fastenzeit angebrochen.

Zufrieden setzte sie sich hin und schrieb ihre Überlegungen in das Tagebuch. So viele Gedanken hatten diese Bücher schon aufgenommen. Ob sie jemanden interessieren würden? Wahrscheinlich nicht! Ihr Leben hatte kaum Höhepunkte zu verzeichnen. Woran lag das eigentlich?

Weil sie auf der Höhe war! Natürlich! Wer glücklich ist, kann sein Glück nicht mehr steigern. Sie hatte den Höhepunkt ihres Lebens schon erreicht. Sollte sie in die Tiefe steigen, um ihr Glück wieder ermessen zu können?

Sie brauchte das nicht.

Täglich hatte sie die Sorgen der Menschen vor Augen. Selbst die Kinder blieben nicht davon verschont. Wie viele kamen zu ihr in die Bibliothek und suchten nach Lösungen für ihre Probleme. Manche wollten allein suchen. Doch es gab auch kleine Besucher, die sich gerne einen Rat bei Tante Frieda holten. Auch Lehrer kamen gerne in die Kinderbuchabteilung und unterhielten sich mit ihr.

Sie hörte Musik aus dem Erdgeschoss. Liesel spielte Klavier und sang dazu. Es war schön, ihr zuzuhören. Während sie den Salat verzehrte, genoss Frieda Liesels Gesang.

Eine tiefe Ruhe und Glückseligkeit überkam sie.

Kurz darauf hörte sie die Kinder die Treppe heraufpoltern. Die Tür öffnete sich, und Lilli kam mit ihrer Freundin herein.

»Tante Frieda, dürfen wir bei dir bleiben?«

»Natürlich könnt ihr das. Guten Tag, Karin. Es ist schön, dass du mich auch einmal besuchst.«

»Guten Tag«, sagte Karin schüchtern und wagte vor lauter Angst und Verlegenheit kaum, den Blick zu heben.

»Wir wissen nicht, was wir machen sollen.« Lilli blickte die Tante verdrießlich und gelangweilt an.

»Warum wisst ihr das denn nicht?«

»Mama spielt doch Klavier, hörst du es denn nicht?« sagte sie ärgerlich. »Sie singt auch noch dazu.« Jetzt war ihre Stimme voller Empörung.

»Klavierspielen und Singen macht aber viel Freude.«

»Aber doch nicht jetzt!«

»Du willst nicht, dass deine Mama jetzt Klavier spielt und singt?«

»Nein. Ich will, dass sie jetzt mit uns spielt.«

»Ihr hättet euch zu ihr setzen und euch an der Musik erfreuen können.«

»Das ist doch langweilig.«

»Was würde dir denn sonst Freude machen?«

»Das weiß ich nicht.«

»Und du, Karin? Was würdest du denn gerne tun?«

»Mit Lilli spielen«, sagte sie leise.

»Welches Spiel würde dir denn gefallen?«

»Das ist egal. Wenn Lilli Spaß daran hat, dann gefällt es mir auch.«

»Dir gefallen also nur Spiele, die auch den anderen Spaß machen? Gibt es auch etwas, was dir nur ganz alleine gefällt?«

»Ja, nein. Ja, doch. Aber das darf ich nicht, weil es den anderen nicht gefällt«, sagte sie hastig.

»Welches Spiel würde dir denn gefallen, das die anderen ablehnen?«

Leise und zaghaft flüsterte Karin: »Klavier spielen.«

»Was, so ein Mist macht dir Spaß? Du bist vielleicht blöd.«

Karin machte sich ganz klein bei den Worten ihrer Freundin. Doch die Tante hatte da eine andere Ansicht.

»Deiner Mutter gefällt es auch, Klavier zu spielen, Lilli. Ich verstehe nicht, warum du etwas so Schönes als Mist bezeichnest.«

»Weil es langweilig ist!« sagte Lilli trotzig.

»Was würde dir denn außer Klavierspielen Freude machen, Karin?« fragte Frieda.

Hoffnungsvoll blickte das Kind auf. »Wir könnten ja etwas singen.«

»Was sollen wir denn singen? Wir kennen doch überhaupt keine Lieder.« Lilli war noch immer verdrießlich und ärgerlich.

»Doch, Lilli. Wir haben im Kindergarten das Lied vom Dornröschen gelernt, das ist schön.« Mit strahlenden Augen fing Karin zu singen an: »Dornröschen war ein schönes Kind, schönes Kind, schönes Kind . . .« Lilli fing an mitzusingen, und auf einmal war die gute Laune wieder da. Tante Frieda summte die Melodie mit und hörte sich den Text an, der die verschiedenen Höhepunkte im Leben des Dornröschens schilderte. Als die Kinder fertig waren, klatschte die Tante vor Freude in die Hände.

»Das war aber ein schönes Lied. Ich habe gar nicht gewusst, dass es ein Lied vom Dornröschen gibt.«

»Hat es dir gefallen, Tante Frieda?« Lilli war auf einmal wie umgewandelt, und Karin hatte ihre Schüchternheit verloren.

»Ja, Kinder. Es ist wunderschön.«

»Tante Frieda? Warum hat denn die böse Fee so etwas gemacht? Das Dornröschen war doch noch so klein. Bestimmt war es auch ganz lieb. Und trotzdem hat die Fee gesagt, dass es sterben muss, wenn es fünfzehn Jahre alt ist.«

»Du weißt doch schon, Lilli, dass man die Märchen nicht so verstehen darf, wie sie aufgeschrieben wurden. Natürlich war das Dornröschen als neugeborenes Kind nicht böse. In dem Märchen wird nur erklärt, wie sich jemand verhalten kann, wenn er sich zurückgesetzt fühlt. Die Rache der Fee hat das schwächste Mitglied des Königshauses getroffen. Aber auch du hast dich ähnlich der bösen Fee verhalten, mein Kind.«

»Ich? Was habe ich denn gemacht?« Lilli war ganz erstaunt und bestürzt über die Worte der Tante.

»Du hast auch ein Dornröschen in dir, mein Schatz. Und heute hast du es verflucht.«

Das Kind war ganz verwirrt und schaute die Tante mit traurig fragenden Augen an.

»Dein Dornröschen ist die Musik. Genauso lieb und zart und unschuldig wie das neugeborene Dornröschen ist die

Musik in dir. Aber heute hast du sie verflucht, weil du gesagt hast, sie sei Mist, langweilig und doof. Wie die böse Fee hast du dagestanden und die Musik verurteilt, anstatt dich an ihr zu erfreuen.«

Lilli war erschrocken und dachte angestrengt nach.

»Du meinst, wenn ich Freude an der Musik habe, dann muss das Dornröschen nicht sterben?«

»Dein Dornröschen ist die Musik, mein Kind. Wenn du mitfeierst, auch ohne von einem goldenen Teller zu essen wie die anderen Feen, dann braucht das Dornröschen in dir auch keine einhundert Jahre zu schlafen.«

»Wenn die Karin an dem Klavierspielen Freude hat und die Mama auch, dann kann ich es ja probieren. Ob es mir die Mama einmal zeigt?«

»Sie wird es dir gerne zeigen, Schätzchen. Und wenn du die Karin daran teilnehmen lässt, dann habt ihr beide Spaß an eurem Dornröschen.«

»Wollen wir das machen, Karin? Wir fragen meine Mama, ob sie uns zeigt, wie man Klavier spielt. Wenn wir es dann können, singen wir das Dornröschenlied und spielen dazu Klavier. Ist das nicht prima?«

Die Augen der beiden Kinder fingen an zu leuchten. Strahlend blickten sie die Tante an.

»Habe ich jetzt mein Dornröschen gerettet, Tante Frieda?«

»Ja, mein Kind. Eines deiner Dornröschen hast du gerettet, wenn du ausführst, was du dir vorgenommen hast.«

»Du hast gesagt: ›Eines deiner Dornröschen‹. Habe ich denn noch mehr?«

»Ja, Lilli. Ein anderes inneres Dornröschen schläft schon längst.«

»Oje, kann man es denn wieder wecken, Tante Frieda?«

»Ja natürlich. Der Königssohn hat doch auch das Dornröschen geweckt.«

»Aber doch erst nach hundert Jahren. Ich muss erst hundert Jahre warten, bis das Dornröschen wieder aufwacht.«

»Nein, mein Schatz. Es gibt einen Geheimgang durch die Dornenhecke. Durch den kannst du schleichen, um das Dornröschen zu wecken.«

»Wie muss ich das machen, Tante Frieda? Sag es mir ganz schnell, damit das Dornröschen nicht so lange schlafen muss.«

»Zuerst einmal musst du wissen, wie das andere Dornröschen in dir aussieht.« Die Kinder waren verblüfft und wussten mit dieser Antwort nichts anzufangen.

»Wie sieht das Dornröschen denn aus? Ist das auch ein schönes Mädchen mit langen Haaren, wie auf dem Bild im Märchenbuch?«

»Nein, mein Kind. Eines deiner Dornröschen ist die Musik in dir. Ein anderes ist der Glaube an deine Fähigkeit, dir selbst Freude zu bereiten. Dieses Dornröschen schläft schon. Du bist der Meinung, dass andere Menschen dir sagen müssen, was dir gefällt und Spaß macht. Wenn du dieses Dornröschen wieder wecken willst, musst du ganz genau auf die leise Stimme in dir hören, die dir sagen kann, was dir gefällt und Freude bereitet.«

»So eine Stimme habe ich nicht, Tante Frieda.«

»Doch, Lilli. So eine Stimme hast du auch. Sie ist nur eingeschlafen, weil du sie nicht benutzt hast. Diese Stimme in dir hat geglaubt, du brauchst sie nicht mehr, und da hat sie sich schlafen gelegt. Wenn du aber jetzt nicht mehr deine Mama fragst, was dir Spaß macht, oder Karin oder sonst jemanden, sondern dich selbst, so wird dein Dornröschen wieder wach und gibt dir eine gute Antwort. Dann brauchst du nie mehr wieder einen anderen Menschen zu fragen, weil du die Antwort selbst weißt.«

»Das Dornröschen sagt mir dann, was gut für mich ist.« Lilli nickte bei ihren Worten. »Hat die Karin auch ein Dornröschen?«

»Ja, auch Karin hat eins. Ihres ist aber noch nicht eingeschlafen. Sie weiß ganz genau, was ihr Freude bereitet. Aber sie tut nicht, was ihr das Dornröschen rät, und so wächst die Dornenhecke um ihre Freude immer mehr. Sie erlaubt sich nicht, das zu tun, was ihr Spaß macht, weil sie Angst hat, ausgelacht zu werden.«

»Warum machst du so etwas?« fragte Lilli ihre Freundin vorwurfsvoll. Diese duckte sich sogleich wieder und bekam vor Aufregung einen ganz roten Kopf.

»Weil alle dagegen sind«, wisperte sie leise. »Sogar du«, fügte sie dann erstaunlich mutig hinzu.

»Auch wenn es anderen nicht gefällt, Karin, darfst du diese Wünsche haben, und wenn du die Möglichkeit dazu hast, dann darfst du dir diese Freude auch gönnen.

Es ist nicht gut, wenn man aus lauter Rücksicht auf die anderen unterdrückt, was Freude bereitet. Wenn du Lilli gezeigt hättest, wie gerne du Klavier spielst, dann hätte sie ihr Musik-Dornröschen vielleicht nicht so hart verurteilt.«

Erstaunt blickten sich die Kinder an. Lilli war nie auf die Idee gekommen, dass sie auch von Karin etwas lernen könnte. Karin dagegen war verblüfft, dass sie in der Lage war, einem anderen Menschen durch ihr Tun etwas zu zeigen.

»Haben wir noch mehr schlafende Dornröschen, Tante Frieda?« wollte jetzt Karin wissen. Die Möglichkeit, durch ihr Können anderen etwas zu geben, begeisterte sie.

»Ja, Kinder. Ihr habt noch ein schlafendes Dornröschen. Das kann euch alle Fragen beantworten, wenn ihr es weckt.«

»Nein, ich glaube nicht, dass es so etwas gibt. Kinder haben niemanden im Kopf, der Fragen beantwortet. Das müssen immer die Großen machen.«

»Da irrst du dich aber, Lilli. Auch Kinder wissen sehr viel. Nur weil deine Eltern glauben, dass du noch nicht so gut denken kannst, glaubst du es auch. Aber das stimmt nicht. Du musst nur lernen, in der richtigen Weise zu denken.«

»Wie denkt man denn in der richtigen Weise, Tante Frieda?«

»Wenn du etwas wissen willst, dann musst du dir deine Frage zuerst einmal richtig anschauen. Du musst daran glauben, dass du die Antwort schon kennst, weil sie in dir ruht und nur geweckt werden muss.«

»Aber wie mache ich das, Tante Frieda?«

»Indem du dich ruhig hinsetzt und darüber nachdenkst. Gib dir einfach selbst eine Antwort, die dich befriedigt, mein Kind, dann wirst du auch immer zufrieden sein.«

»Und wie finde ich diese Antwort?«

»Du kannst sie überall finden. Selbst Tiere können durch ihr Verhalten eine Frage beantworten. Oder fremde Menschen, denen du zufällig begegnest. Man muss nur ständig die Augen und Ohren offenhalten und bereit sein, die Antwort aufzunehmen.«

»Und wo ist dann mein Dornröschen?«

»Dein Dornröschen ist wie eine Art Bibliothek, ungefähr wie die, in der ich arbeite. Da findet ihr auch Antworten auf alle Fragen, ihr braucht nur in die richtigen Bücher zu schauen. Manchmal kann man auch die Dornröschen anderer Menschen in Anspruch nehmen. Aber das sollte man nur machen, wenn man selbst nicht weiterkommt.

Auch du fragst sehr viele Sachen, die du dir selbst beantworten könntest, deshalb ist dein Dornröschen eingeschlafen. Jetzt kannst du auch einmal anfangen, dir selbst etwas zu erklären, und du wirst sehen, wie schön das ist.«

»Aber wenn ich mir eine falsche Antwort gebe?« wagte Karin zaghaft einzuwenden.

»Du wirst schon merken, wenn etwas nicht richtig ist.

Dann schaust du dir genau an, was du in deiner Erinnerung falsch gespeichert hast, und korrigierst es.«

»Wenn man in einem Bild einen falschen Strich gemalt hat, dann kann man ihn ausradieren. Geht das auch mit unserer Erinnerung?«

»Nein, die Erinnerung wird nicht ausradiert. Du bekommst nur mehr Möglichkeiten, wie du handeln kannst.«

»Aber wenn ich doch weiß, dass ich etwas falsch mache, dann ist es doch gut, wenn ich es ausradieren kann.«

»Das kannst du in deinem Gehirn nicht, denn dort ist alles gespeichert, auch das, was du falsch gemacht hast. Es ist ein Stück von deinem Leben. Man kann sein Leben nicht ausradieren. Man kann es nur korrigieren, so dass es wieder gut wird. Vielleicht musst du deinen Fehler sogar wiederholen, weil er in einer anderen Situation ganz nützlich für dich ist.«

»Kann ein Fehler auch nützlich sein?«

»Fehler sind immer nützlich. Wenn du etwas getan hast, dann führt das zu einem Resultat. Wenn dir dieses Ergebnis nicht gefällt, nennst du es einen Fehler. Aber auf jeden Fall hast du etwas gelernt. Du weißt, ob es nützlich war, so zu handeln oder nicht.«

»Das ist alles in meinem Kopf und kommt ganz von alleine wieder heraus?«

»Ja, wenn du willst, dann gibt euch euer Gedächtnis-Dornröschen auch eine Antwort.«

»Welches Dornröschen ist denn das, das in dem Märchen steht?« wollte Karin jetzt noch wissen.

»Schauen wir es uns doch einmal genauer an. Was ist denn zuerst passiert?«

»Der König und die Königin haben sich ein Kind gewünscht.«

»Ja, Karin. Sie hatten einen Wunsch, einen Herzenswunsch. Was für einen Herzenswunsch hast du denn?«

Scheu blickte das Kind die Märchentante an. »Ich möchte gerne so schön Klavier spielen können wie die Mama von Lilli.« Karin war bei diesen Worten sichtlich verlegen. »Das ist aber ein schöner Wunsch. Bestimmt wird er auch einmal in Erfüllung gehen«, meinte die Tante anerkennend.

»Aber wir haben doch kein Klavier«, sagte das Mädchen leise.

»Das ist aber kein Hinderungsgrund, Karin. Wenn du es nur fest genug willst, dann wird dir auch immer ein Klavier zur Verfügung stehen. Es muss ja nicht dein eigenes sein.« Sie nickte der schüchternen Karin noch einmal freundlich zu und richtete den Blick dann auf Lilli. »Und du, Lilli, was ist denn dein Herzenswunsch?«

»Ich möchte auch ein Kind haben, wie die Königin.«

»Das wirst du auch, wenn du einmal groß bist. Aber bestimmt hast du auch einen Herzenswunsch, der schon früher erfüllt werden kann.«

»Ich möchte so gut Rad fahren können wie der Max.«

»Das ist auch ein guter Wunsch, der bald in Erfüllung gehen wird, wenn du fleißig übst.« Auch ihrer kleinen Nichte nickte die Tante aufmunternd zu. »Wie geht es nun aber weiter in dem Märchen?«

»Eine Kröte ist gekommen und hat zu der Königin gesagt, dass sie bald ein Kind bekommen wird, weil der liebe Gott ihr Flehen erhört hat.«

»Das hast du schön gesagt, Karin. In dem Märchen steht nicht drin, dass Gott ihr Flehen erhört hat, aber es stimmt trotzdem. Wenn ein Wunsch rein und unschuldig ist, so erhört Gott unser Flehen. Auch dein Flehen hat er vernommen, und wenn du an die Gnade Gottes glaubst, so wird dein Wunsch auch erfüllt. Doch könnt ihr mir auch sagen, warum es eine Kröte war, die der Königin diese Botschaft überbracht hat?«

Die Kinder dachten nach, kamen aber zu keinem Ergebnis. Sie blickte sich an und zuckten mit den Schultern. Doch auf einmal ging Lilli ein Licht auf: »Du hast doch gesagt, wenn man auf eine Antwort wartet, dann kann es auch ein Tier sein, das uns antwortet.« Sie war richtig stolz, dieses Rätsel gelöst zu haben.

»Du hast aber gut aufgepasst, Lilli«, sagte die Tante anerkennend. »Ja, Karin. Wenn du Klavier spielen gelernt hast, dann bist du auch so glücklich wie der König und die Königin und wie Lilli, wenn sie so Rad fahren kann wie Max. Aber was haben der König und die Königin nun getan, um dieser Freude richtig Ausdruck zu verleihen?«

»Man hat ein großes Fest gefeiert.«

»Ja, Lilli. Und wer feiert da alles mit?«

»Alle Leute, die man liebhat. Bei meiner Geburtstagsfeier waren auch nur Gäste da, die ich liebhabe.«

»Ja, Feste feiert man, weil man große Freude empfindet

und diese mit anderen Menschen teilen will. Aber wen hat denn der König alles eingeladen?«

»Alle Bekannten und Verwandten und die guten Feen in seinem Land.«

»Ja, auch die Feen. Aber eine scheint er vergessen zu haben.«

»Nein, er hat sie nicht vergessen. Er hatte nur zwölf goldene Teller, und darum hat er auch nur zwölf Feen eingeladen. Aber in seinem Land gab es dreizehn Feen, und die eine hat sich geärgert, weil sie bei dem Fest nicht mitfeiern durfte.«

»Passiert euch das auch einmal, dass andere etwas spielen und ihr dürft nicht mitmachen?«

»Ja, Tante Frieda, dann bin ich total sauer und ärgere mich grün und blau.«

»Und du, Karin, ärgerst du dich dann auch?«

Das Kind schüttelte den Kopf. »Ich bin nur sehr traurig, weil sie mich nicht haben wollen.«

»Seht ihr. Genauso hat sich auch die dreizehnte Fee gefühlt. Sie war traurig und wütend und hat sich für die Missachtung ihrer Person rächen wollen. Wie hätte man denn das nachfolgende Unglück verhindern können?«

»Der König hätte der Fee ja sagen können, dass er nur zwölf goldene Teller hat. Dann wäre sie vielleicht bereit gewesen auch von einem silbernen Teller zu essen.«

»Ja, Karin. Das ist eine gute Idee. Wenn die Fee gewusst hätte, warum man sie nicht eingeladen hat, dann wäre sie nicht so böse gewesen.«

»Wenn Karin Geburtstag hat, kann sie auch keine Kinder einladen, so wie ich, weil ihre Eltern nicht soviel Platz haben. Weil wir das wissen, sind wir nicht böse und feiern ein bisssschen in der Schule, das ist auch schön.« Karin war bei den Worten von Lilli glühend rot geworden.

»Ja, wenn man die Gründe für ein Handeln kennt, dann bleibt die Unschuld erhalten, und man kann weiter lieben. Aber wenn man nicht weiß, aus welchen Gründen ein Mensch handelt, dann wird man leicht ärgerlich. Was hätte denn die Fee machen können, um ihren Ärger loszuwerden?«

»Sie hätte den König fragen können, warum sie nicht eingeladen wurde«, sagte Lilli.

»Sie hätte auch glauben können, dass man sie vergessen hat. Wenn sie dann hingegangen wäre, um dem König und der Königin zu gratulieren, dann hätte man ihr schon gesagt, dass nur zwölf goldene Teller da sind«, war die Meinung von Karin.

»Wie ihr seht, gibt es einige Möglichkeiten, wie man sich Klarheit verschaffen kann. Wenn ihr das nächste Mal bei einem Spiel ausgeschlossen werdet, so fragt ruhig nach den Gründen. Meistens liegt es nicht daran, dass man abgelehnt wird. Aber es kann auch passieren, dass eine Gruppe keine neuen Mitglieder aufnehmen möchte, oder ein einzelner Mensch will einmal alleine bleiben.

Glaubt auf jeden Fall nicht, dass andere etwas aus böser Absicht tun. Ich will euch einmal ein Beispiel aus meiner Jugend erzählen. Da haben einige Mädchen aus meiner Klasse mit meiner Schwester Liesel zusammengestanden und getuschelt und gekichert, sie haben mich aber nicht mitlachen lassen. Ich war sehr enttäuscht und verärgert. Zwei Tage lang war ich gekränkt und habe darunter gelitten. Am dritten Tag hatte ich Geburtstag, und da stand auf einmal die Gruppe vor mir und hat mir ein Ständchen gebracht.

Erst dann wurde mir klar, warum ich nicht mitmachen

durfte. Es war eine Überraschung für mich gewesen. So kann man sich irren, wenn man an die bösen Absichten der Menschen glaubt.«

»Die Fee war doof.«

»Nein, Lilli. Sie war nur sehr empfindlich. Es war für sie sehr schmerzvoll, nicht eingeladen worden zu sein. Und weil sie so stark gelitten hatte, wollte sie dem König auch einen Schmerz zufügen. Das nennt man Rache. Aber auch durch Rache kann man ein Unrecht nicht wiedergutmachen, deshalb ist Rache ein schlechtes Mittel, Probleme zu lösen.«

Die Kinder saßen lange still und ließen sich die Worte der Märchentante durch den Kopf gehen.

Dann sagte Lilli: »Die böse Fee hat sich gerächt, aber die gute Fee hat geholfen, damit es nicht so schlimm wird.«

»Ja, wenn ein Mensch uns zur Rede stellt, wie kann man dann seine gute Fee hervorholen, damit alles nicht so schlimm wird?«

Nach einigem Nachdenken sagte Karin: »Man kann sich entschuldigen. Wenn der König die Fee um Verzeihung gebeten hätte, wäre das Dornröschen vielleicht auch nicht eingeschlafen.«

»Ja, Karin. Die gute Fee im Märchen ist die Entschuldigung. Die Bitte um Verzeihung für ein Versehen.« Karin freute sich, weil sie wieder eine richtige Antwort gewusst hatte. »Aber wie geht nun das Märchen weiter?«

»Der König hat alle Spindeln versteckt, damit sich das Dornröschen nicht daran stechen konnte.«

»Ja, Lilli, du hast recht. Aber war das auch gut so?«

»Ja«, sagten beide Mädchen wie aus einem Mund.

»Aber das Dornröschen hat sich dann doch an einer Spindel gestochen.«

»Ja, weil er eine nicht gefunden hatte.«

»Wäre auch etwas anderes möglich gewesen, um das Dornröschen zu schützen?«

Die blitzgescheite Karin wusste nach einigem Nachdenken eine gute Antwort: »Wenn man dem Dornröschen immer wieder gezeigt hätte, wie gefährlich es ist, mit Spindeln umzugehen, dann wäre es auch nicht zu diesem Unglück gekommen, weil sie von der Gefahr gewusst hätte.«

»Ja, das ist auch eine gute Möglichkeit. Was könnte man denn sonst noch tun?«

Jetzt wusste Lilli eine passende Antwort. »Das Dornröschen könnte lernen, wie man mit einer Spindel richtig umgeht.«

»Das ist auch eine gute Lösung. Wie ihr seht, gibt es mehrere Lösungen. Da man das Dornröschen aber mit der Gefahr nicht bekannt gemacht hat, ist es durch seine Unwissenheit zu Schaden gekommen. Was ist dann geschehen?«

»Dornröschen ist eingeschlafen«, gab Lilli zur Antwort.

»Ja, und die anderen Leute im Schloss auch. Sogar die Fliegen an der Wand«, wusste Karin zu berichten.

»Dann ist die Dornenhecke gewachsen, so hoch wie der Turm.«

»Was glaubt ihr denn, was die Dornenhecke symbolisieren soll?«

»Eine Mauer, durch die niemand durchkommt«, überlegte Karin laut.

»Ja, und was glaubt ihr, aus was diese Mauer gebaut ist?«

»Aus etwas, was pikst und kratzt. Alle Ritter, die versucht haben, zu dem Dornröschen zu kommen, sind gestorben. Bis auf den, der nach hundert Jahren kam, der hat das Dornröschen gerettet.«

»Ja, Lilli. Aber diese Mauer aus Dornen, das war die Angst. Wenn man sich einmal verletzt hat, kann man eine so große Mauer aus Angst aufbauen, dass niemand mehr hindurchkommt.«

»Ja, aber einer hat es dann doch geschafft.«

»Das war die Liebe, Kinder. Die Liebe kann alle Mauern aus Angst durchbrechen. Dem Königssohn, der in Liebe gekommen ist, hat sich die Dornenhecke bereitwillig geöffnet, und überall haben sich Rosen gebildet. Die Rose ist das Symbol der Liebe. Deshalb glaubt daran, dass alles gut wird, wenn ihr es mit Liebe tut.«

Nach einigem Nachdenken fragte Lilli: »Auch das Zimmer aufräumen?«

»Das machst du wohl nicht gerne, was, Lilli?«

»Ja, das ist blöd. Ich habe immer Angst, dass die Mama sagt, ich solle aufräumen. Ich gebe mir viel Mühe, aber sie findet immer noch Sachen und ärgert sich dann, dass ich es schlecht gemacht habe.«

»Schau, Lilli. Wenn du dein Zimmer aufräumst, dann tu es nicht, weil deine Mama es will, sondern weil es dir Spaß macht, ein aufgeräumtes Zimmer zu haben. Oder gefällt es dir nicht, wenn es ordentlich aussieht?«

»Natürlich gefällt mir das. Aber die Mama kann viel besser aufräumen.«

»Je öfter du es machst, um so besser wirst du es können. Auch deine Mama hat es lernen müssen, und auch unsere Mutter hat noch Sachen in den Ecken gefunden. Aber eines Tages kommt jemand und sagt: ›Wie schön ordentlich und gemütlich es bei dir ist‹, dann weißt du, dass du es gut gelernt hast.«

»Ich werde versuchen, mein Zimmer mit Liebe in Ordnung zu bringen, und wenn es klappt, dann sage ich dir, ob ich noch Angst davor habe.«

»Tu das, mein Kind. Du wirst gleich merken, wie schnell die Angst schwindet, wenn man etwas mit Liebe macht.«

»Als der Königssohn das Dornröschen geküsst hat, da ist auch der ganze Hofstaat aufgewacht. Warum haben alle geschlafen? Die Fee hatte doch gesagt, nur das Dornröschen soll schlafen.« Karin schaute die Märchentante fragend an.

»Wenn du Angst vorm Aufräumen hast, dann räumst du nicht nur ungern dein Zimmer auf, sondern auch andere Sachen, wie zum Beispiel das Geschirr vom Mittagstisch oder deine Kleidung. Die Angst ist dann nicht nur auf eine Sache beschränkt, sondern sie bezieht sich auf viele Dinge, die damit zusammenhängen. Wenn du zum Beispiel Angst vor dem Dunkeln hast, dann gehst du nicht nur ängstlich auf die dunkle Straße, sondern du gehst auch nicht gerne in den Keller oder an einen anderen finsteren Ort.«

»Als der Königssohn kam, ist auch alles wieder hell geworden. Es ist keine Angst mehr da.«

»Ja, mein Kind, weil jetzt das Licht der Liebe brennt.«

»Das war ein schönes Märchen. Wollen wir das Lied noch einmal singen, Lilli?« Die nickte, und die hellen Kinderstimmen füllten den Raum mit Gesang.

Was das Dornröschen den Erwachsenen zu sagen hat

Frieda ließ sich zufrieden in ihrem Sessel nieder. Sie überlegte, was eigentlich so Besonderes an ihr war, dass sie von so vielen Menschen bewundert wurde. Sie kam zu dem Schluss, dass es nur daran liegen konnte, dass sie niemanden belog. Wie oft beobachtete sie andere Menschen, die krampfhaft versuchten, eine bestimmte Rolle zu spielen. Sie brauchte das nicht. Sie lebte nur sich selbst. Wahrscheinlich war es genau das, was die anderen so beeindruckte.

Frieda hörte Schritte auf der Treppe und drehte sich nach der Tür um. Ihre Schwester Liesel kam herein.

»Grüß dich, Frieda. Die Kinder sind mit Rolf bei der Oma geblieben. Jetzt habe ich ein bisschen Zeit für mich selbst. Ich dachte, wir plauschen ein wenig.«

»Gern, Liesel. Nimm Platz. Möchtest du etwas trinken?«

»Ist das Tee, was du da trinkst?«

»Ja, es ist noch etwas da, soll ich dir welchen holen?«

»Ja, etwas Warmes täte mir jetzt gut. Draußen ist es eklig kalt. Es schüttelt mich direkt, wenn ich dich so leicht bekleidet und barfüßig herumlaufen sehe.«

»Aber hier ist es doch warm.«

»Natürlich. Aber trotzdem fröstelt es mich bei deinem Anblick.« Sie trank einen Schluck Tee.

»Ach, was tut das gut!«

»Das ist eine Spezialmischung. Er wirkt auch gut bei Er-
kältungen.«

Die Frauen nippten an dem köstlichen Tee und hingen Gedanken nach. Plötzlich sagte Liesel: »Lilli und Karin wollen
Klavierunterricht von mir haben, Frieda, ist das nicht herr-
lich?«

»Ja, Liesel, ich weiß es.«

»Hast du sie dazu überredet?«

»Nein, es war ihr eigener Entschluss.«

»Aber sie haben etwas von Dornröschen erzählt, das sie
erwecken wollen. Ich bin nicht ganz schlau aus ihrem Gerede
geworden. Ich dachte dann, dass es bestimmt etwas mit dir
zu tun hat, weil du ihnen doch immer so sonderbare Sachen
über die Märchen erzählst.«

»Bist du der Meinung, meine Erklärungen sind sonderbar?«

»Eines musst du schon zugeben, Frieda, so wie du die
Märchen erzählst, sind sie reichlich ungewöhnlich.«

»Jeder Mensch kann die Märchen so auslegen, wie er es
für richtig hält. Ich habe den beiden Mädchen das Dornröschen so erklärt, dass sie es mit ihren sechs Jahren verstehen
können. Dir würde ich es auf eine ganz andere Weise darle-
gen.«

»Ach, es gibt verschiedene Möglichkeiten, ein Märchen zu
interpretieren?«

»Ja, jeder nach seiner Fasson.«

»Und was hast du heute den Kindern erzählt, dass sie das
Dornröschen mit dem Klavierspiel verbinden?«

»Lilli war der Meinung, Klavierspiel sei Mist und doof. Ich
habe zu ihr gesagt, sie verurteile Musik in der gleichen Weise
wie die Fee das Dornröschen.«

»Jetzt glaubt Lilli, sie könne das Dornröschen retten, wenn sie spielen lernt, und Karin hat sich ihr angeschlossen.«

»Nein. Karin wollte schon vorher Klavier spielen, bevor wir über das Dornröschen gesprochen haben.«

»Karin hat Interesse am Klavierspiel? Davon hat sie mir nie etwas gesagt. Jetzt schließt sich Lilli wohl Karin an?«

»Nein, sie hat sich ganz freiwillig dazu entschlossen, auszuprobieren, ob es schön ist, Musik zu machen. Dir bereitet es Freude, Karin hat auch Spaß daran, das hat ihre Neugier geweckt.«

Friedas Schwester trank einen großen Schluck Tee, sie entspannte sich merklich in der ruhigen, friedlichen Umgebung und schloss die Augen.

»Erklärst du das Märchen bitte auch mir?« Liesel hielt die Augen geschlossen und seufzte wohlig.

»Welche Interpretation willst du denn? Die für Kinder oder die für Erwachsene?«

»Welche ist denn besser?«

»Sie sind beide gleich gut. Die für Erwachsene handelt von Sexualität.«

»Sexualität in einem Märchen? Du machst wohl Witze, Frieda!«

»Ganz bestimmt nicht. Meiner Ansicht nach ist das ganze Märchen eine Aufklärung über die Sexualität.«

»Ich muss ehrlich zugeben, Frieda, du verstehst auf diesem Gebiet mehr als ich, obwohl du nicht verheiratet bist.«

Frieda lachte. »Dafür habe ich aber auch mehr Zeit, mich mit dem Thema zu beschäftigen. Das Kind, Dornröschen, kommt zur Welt, und die Eltern sind glücklich. Das veranlasst sie, ein großes Fest zu feiern. Wir nennen dieses Freudenfest Taufe. Wir lassen das Kind in der Kirche weihen, um ihm den Segen Gottes zuteil werden zu lassen.

In dem Märchen lud man dazu die Feen ein, die dem Kind gute Eigenschaften mit auf den Weg geben sollen. Tugend, Schönheit, Reichtum und andere lobenswerte Eigenschaften. Zwölf Feen hatte der König eingeladen, weil er zwölf goldene Teller hatte, von denen sie speisen sollten. Nun gab es aber, wie du ja sicher noch weißt, dreizehn Feen im Lande. Da man aber nur zwölf Teller hatte, wurde die dreizehnte Fee nicht eingeladen.«

»Es war mir eigentlich immer ein Rätsel bei diesem Märchen, warum man das gemacht hatte.

Warum hat man gerade diese Fee so vernachlässigt?«

»Der König war der Meinung, dass Feen nur von goldenen Tellern essen sollten. Jede Fee in dem Märchen symbolisiert eine gute Eigenschaft. Auf den goldenen Tellern wollte man dem Kind diese Eigenschaften überreichen, damit sie besser angenommen werden konnten.

Die dreizehnte Fee aber stand für die Sexualität, und der König war offenbar der Meinung, dass man seinem Kind diese nicht unbedingt auf einem goldenen Tablett servieren müsse. Deshalb hat er die Fee nicht eingeladen. Wahrscheinlich hatte er selbst auch Schwierigkeiten mit der Sexualität, sonst wäre sein Kinderwunsch vielleicht schon früher in Erfüllung gegangen. Er hat also diese Fee absichtlich nicht eingeladen.«

»Warum hat aber die Fee schon bei der Taufe ihren Fluch ausgesprochen? Sie hätte sich ja auch später rächen können?«

»Du siehst in der Fee immer noch eine Person. Die Fee stand aber für die Sexualität und für das Gefühl, das damit verbunden sein kann. Der König hatte wahrscheinlich selbst

so seine Schwierigkeiten und hat diese seinem Kind weiter-
gegeben, der Fluch war also bereits programmiert. Die Fee
weissagte: ›Das Kind sticht sich mit fünfzehn Jahren an einer
Spindel und stirbt daran.‹ Dieser Satz beschreibt die Entjungferung des Dornröschens.«

»Wie kommst du denn auf diese Idee?«

»Die Spindel hat die Form eines männlichen Gliedes.
Wenn eine Frau das erste Mal damit gestochen wird, dann
blutet sie. Wenn das Dornröschen dabei stirbt, so heißt das,
dass sie dann kein Kind mehr ist. Ihre Kindheit ist gestorben.
Die gute Fee in diesem Märchen symbolisiert die Verzeihung.
Durch die Vergebung braucht das Dornröschen nur hundert
Jahre zu schlafen.«

»Weißt du, deine Vorstellungen von der Spindel sind ja
reichlich kurios. Aber nehmen wir einmal an, du hast recht.
Wenn die Entjungferung das Ende der Kindheit bedeutet,
was sollen dann die hundert Jahre Schlaf aussagen?
Ihre Kindheit bekommt sie danach doch nicht mehr zurück.«

»Mit diesen hundert Jahren ist ihre Zeugungsfähigkeit
gemeint. Ab dem Klimakterium ist sie wieder wie ein Kind,
unfruchtbar. Aber so weit sind wir bei diesem Märchen noch
nicht. Der König lässt alle Spindeln aus seinem Reich entfernen, nachdem er von der Gefahr für sein Kind erfahren hat.
Ich nehme nicht an, dass er alle jungen Männer des Landes
verwiesen hat. Wahrscheinlich hat er aber darauf bestanden,
dass nicht öffentlich über Sexualität geredet werden durfte. Schließlich hatte er ja selbst Schwierigkeiten damit und
wollte nicht ständig mit diesem Thema konfrontiert werden.
Vielleicht hat er auch ein Gesetz erlassen, dass männliche
und weibliche Kinder nicht zusammen erzogen werden dür-

fen. Bei uns gab es früher ja auch Schulen für Mädchen und für Jungen. Selbst wenn eine Klasse gemischt war, saßen die Buben rechts und die Mädchen links. Diese Geschlechtertrennung wird durch die Entfernung der Spindeln ausgedrückt.«

»Das Dornröschen hat sich aber trotzdem gestochen.«

»Ja. Als die Eltern nicht da waren, ergriff es die Gelegenheit, selbst Erfahrungen zu sammeln. Im Turm fand sie eine alte Frau mit einer Spindel. Das heißt, der Turm ist ihre Hochstimmung, die alte Frau die Sexualität und die Spindel ein Mann.«

»Weißt du, Frieda, was du da sagst, hört sich ja ganz logisch an, aber ich kann mich noch immer nicht damit abfinden, dass gerade ein Märchen mit Sexualität zu tun haben soll. Doch jetzt sage mir einmal, was die Dornenhecke zu bedeuten hat.«

»Das Dornröschen hat sich im Überschwang seiner Gefühle einem Mann hingegeben und ist dabei gestochen worden. Ihre Unwissenheit über die Sexualität hat sie in diese Situation gebracht. Die Dornenhecke symbolisiert die Angst und das Gefühl, etwas Verbotenes getan zu haben. Nie mehr, hat sich das Mädchen vorgenommen, lasse ich mich mit einem Mann ein. Vielleicht weil ihr die Entjungferung so weh getan hat. Sie wollte diesen Schmerz nicht noch einmal erleben. Deshalb ließ sie die Dornenhecke so hoch wachsen, dass sie selbst den höchsten Turm überragte. Das heißt: Selbst ihre stärksten sexuellen Gefühle wurden von der Angst überragt und unterdrückt. Viele Männer haben versucht, diese Mauer von Angst zu durchbrechen, aber keiner hat es fertiggebracht.«

»Dann kam nach hundert Jahren der Königssohn, und der war dazu in der Lage.«

»Ja, aber meiner Ansicht nach waren die hundert Jahre

noch nicht vergangen. Die Dornenhecke hat sich geöffnet, weil der Königssohn die Liebe symbolisiert. Das Mädchen hatte eine lange Zeit der Angst ausgehalten, aber als dann die Liebe kam, hat sich die Dornenhecke von selbst geöffnet, und die Rosen erblühten.«

»Als das Dornröschen von dem Kuss erwachte, ist auch der ganze Hofstaat aufgewacht. Was ist denn damit gemeint?«

»Alles, was mit Sexualität zu tun hatte, ist in dem Mädchen unterdrückt worden. Nachdem die Liebe auftauchte, ist auch in dem Mädchen viel erwacht, was zuvor geschlummert hatte. Ihre schöpferischen Fähigkeiten, ihre Fruchtbarkeit, ihr Verständnis für das andere Geschlecht, ihr Wissen um das Glück, das der Mann ihr geben kann, und noch vieles andere.«

Lange dachte Liesel über das Gesagte nach. Es war logisch, was ihre Schwester da gesagt hatte. Aber aus ihrem Munde klangen solche Worte doch recht unglaubwürdig. Sie wollte ihre Bedenken nicht für sich behalten, und so platzte sie heraus: »Sag mal, woher weißt du eigentlich so viel von der Sexualität und dem Zusammenleben zwischen Mann und Frau? Du bist nie verheiratet gewesen.«

Frieda lachte herzhaft. »Du bist vielleicht ein Schaf, Liesel. Glaubst du, ich habe all die Jahre wie eine Nonne gelebt? Ich habe auch meine Erfahrungen mit Männern gesammelt. Du hast es in deiner Naivität nur nie bemerkt. Ich kann schon mitreden, wenn es um dieses Thema geht. Ich habe mir nur nie erlaubt zu heiraten, weil ich die Ehe unserer Eltern vor Augen hatte und ich das Schicksal meiner Mutter nicht teilen wollte. Aber die Höhen und Tiefen der Liebe und die Sexualität habe ich auch genossen, das kannst du mir ruhig glauben.«

»Jetzt bin ich wirklich überrascht, Schwester. Ich werde mir alles durch den Kopf gehen lassen, was du gesagt hast, und meine Lehren daraus ziehen. Ich danke dir für diese Aufklärung.«

Was uns der Froschkönig zu sagen hat

Heute wollte sich Frieda einen gemütlichen Tag machen. Sie war schon früh zum Einkaufen gegangen und hatte nun genügend Vorräte für das Wochenende.

Sie setzte sich an den Tisch, um eine Tasse Tee zu trinken. Dabei schaute sie aus dem Fenster und sah Karin durch die Gartentür kommen. Frieda liebte dieses Kind sehr. Es erinnerte sie an sich selbst, als sie noch ein Mädchen war. Auch Karin war schüchtern, ängstlich und sich der eigenen Fähigkeiten nicht bewusst.

Es war ein langer Lernprozess gewesen, bis sich Frieda über ihren eigenen Wert klar geworden war. Jetzt versuchte sie auf eine sanfte und liebevolle Art, Karins Selbstvertrauen zu stärken, damit es das Mädchen nicht ganz so schwer hätte.

Auf der Treppe wurden Stimmen laut.

Heidi und Karin kamen zur Tür herein.

»Guten Tag, Tante Frieda.«

»Guten Tag, Kinder.«

»Du hast einen feinen Kuchen gebacken, der riecht aber gut!« Heidi schnüffelte genüßlich.

»Wenn er nicht mehr so heiß ist, könnt ihr ein Stück davon abhaben.«

»Oh, toll. Wie lange dauert es denn, bis er kalt ist?«

»Eine Stunde wird es schon dauern.«

»Dann muss ich zum Klavierspielen hinunter«, bedauerte Karin.

»Dann warten wir bis vier Uhr. Ich lade alle Kinder zur Kaffeetafel ein.«

»Fein«, freute sich Heidi, »dann kannst du uns ja in der Zwischenzeit ein Märchen vorlesen.«

»Ja, sucht euch eins aus.«

Die Mädchen holten das Buch und steckten die Köpfe zusammen, während Frieda eine Kanne mit Fruchtsaft auf den Tisch stellte.

»Lesen wir den Froschkönig. Ist dir das recht, Karin?« fragte Heidi.

Die Kleine nickte zufrieden und trank von ihrem Saft. Tante Frieda nahm das Buch zur Hand und fing an zu lesen.

Fasziniert hörten die Kinder zu.

Gerade als das Märchen zu Ende gelesen war, riss Max schwungvoll die Tür auf. Er grüßte lachend und schnupperte an dem Kuchen.

»Hmm, gut!«

»Um vier Uhr dürfen wir ihn essen«, rief Heidi ihm zu. Tante Frieda nickte bestätigend und sagte: »Guten Tag, Max. Komm, setze dich zu uns. Ich habe Heidi und Karin gerade die Geschichte vom Froschkönig vorgelesen. Bestimmt kennst du dieses Märchen schon.«

»Ja«, sagte Max uninteressiert. »Aber es ist langweilig. Hast du denn keine Geschichten, bei denen etwas los ist?«

»Bei der etwas los ist? Aber bei dem Froschkönig passiert doch allerhand«, erwiderte Frieda. Max war nicht so leicht zu beeindrucken wie die Mädchen.

»Ja, aber lauter so Sachen, die überhaupt nicht stimmen. Ein Frosch kann doch keine goldene Kugel aus dem Wasser holen, die ist doch viel zu schwer. Außerdem kann er auch nicht sprechen. In diesen Märchen ist alles gelogen.«

»Hat euch denn das Märchen vom Froschkönig gefallen?« Frieda blickte die beiden Mädchen fragend an. Karin nickte zustimmend, während Heidi sagte: »Ich fand es schön, dass die Königstochter einen Frosch als Spielkameraden bekam.«

»Sie hat ihn nicht bekommen. Er hat sich ihr regelrecht aufgedrängt. Geekelt hat sie sich vor ihm«, berichtigte Max seine Schwester. Frieda lächelte still. Dafür, dass Max die Märchen nicht mochte, kannte er sie recht gut.

»Aber sie hatte es dem Frosch doch versprochen. Man muss doch sein Versprechen halten«, verteidigte Karin das arme Tier.

»Aber doch nicht einem Frosch gegenüber!« Max war voller Empörung über eine solche Zumutung.

»Siehst du, Max. Genau so, wie du jetzt empfindest, so hat sich auch die Königstochter gefühlt, als der Frosch sie aufforderte, ihr Versprechen einzulösen.«

»Der Frosch hätte so etwas überhaupt nicht verlangen dürfen«, war die Meinung des Jungen.

»Aber der Frosch hat sie doch erst gefragt, ob sie bereit ist, ihn als Gesellen anzunehmen. Sie hätte ja auch ›nein‹ sagen können«, meinte Karin.

»Aber dann hätte sie doch ihre goldene Kugel nicht mehr zurückbekommen«, entgegnete Max.

»Stelle dir einmal vor, Max, da ist jemand, der einen ganz großen Herzenswunsch hat und sehr traurig ist, weil er sich nicht verwirklichen lässt. Du bist aber in der Lage, ihm diesen Wunsch zu erfüllen. Doch du forderst dafür eine Gegenleistung. Du hilfst einem anderen Menschen, und er soll dafür etwas für dich tun. Wie würdest du dich fühlen, wenn der andere sein Versprechen nicht einhalten würde?« fragte Frieda.

»Aber es ist doch nur ein Frosch! Außerdem finde ich es nicht nett, gleich eine Gegenleistung zu erwarten. Der Frosch hätte die Kugel einfach so aus dem Brunnen holen können, es machte ihm doch gar keine Mühe.«

»Da hast du recht, das sehe ich auch so. Aber du weißt doch, Max, dass man die Märchen auf eine andere Weise verstehen soll. Vielleicht wäre es doch ganz gut, wenn ich euch das Märchen etwas näher erläutere. Wollt ihr das, Kinder?«

Die beiden Mädchen sagten freudig »ja«, während Max nur gönnerhaft nickte.

»Also, Kinder«, sagte Frieda, »da war zuerst die wunderschöne Königstochter, die im dunklen Wald mit ihrer goldenen Kugel an einem Brunnen spielte.«

»Da haben wir es. Schon wieder eine Königstochter. So viele Königskinder gibt es ja gar nicht, wie in den Märchen auftauchen«, konterte Max.

»Du vergisst, mein Junge, dass diese Märchen schon sehr alt sind. In früheren Zeiten gab es viel mehr Fürstenhäuser als heute. Aber wenn du dieses Märchen auf die heutige Zeit überträgst, dann kannst du dir vorstellen, dass auch du ein Königssohn bist.«

»Was? Ich?«

»Ja, Max. Dein Papa ist der König. Er hat ein Schloss, das ist euer Haus. Er hat auch eine Königin und Prinzessinnen, das sind deine Mutter und deine Schwestern. Sein Land ist der große Garten, der zu eurem Anwesen gehört. Er ist auch reich, denn er verdient viel Geld, mit dem er euch gut versorgen kann. So wie die Königstochter eine goldene Kugel zum Spielen hat, so habt auch ihr Kinder teure Spielsachen.«

»Wir haben keine Spielsachen aus Gold«, wandte Heidi bedauernd ein.

»Aber die große Puppe, die du zu Weihnachten bekommen hast, ist dir sicher so wertvoll wie eine Kugel aus Gold. Bestimmt hast du sie auch so lieb wie die Königstochter ihre Kugel, und du würdest weinen, wenn sie dir abhanden käme. Und Max, du hast doch dieses wundervolle Fahrrad, das du so sehr magst. Stell dir vor, die Königstochter hat ihre Kugel so sehr geliebt wie du dein Fahrrad.«

Heidi und Max nickten.

»Ihr lebt also wie die Königstochter im Märchen. Jetzt stelle dir einmal vor, Max, dein Fahrrad fällt in einen Fluss und du kannst es nicht mehr herausholen.«

»So was passiert mir nicht, Tante Frieda. Ich passe auf mein Fahrrad auf.«

»Das glaube ich dir, mein Junge. Aber stellen wir es uns einmal vor. Wie würdest du dich dann fühlen?«

»Na ja. Das wäre ganz schön blöd, wenn es weg wäre. Ich brauche es doch, um in die Schule zu fahren.«

»Du wärst bestimmt sehr traurig über den Verlust.«

»Ich würde auch alles versuchen, um es wieder zurückzubekommen.« Max dachte nach. Er begann, die Königstochter zu verstehen.

»Ja, Kinder. Genau da kommt der Frosch ins Spiel, er ist der Retter in der Not. Stell dir vor, da kommt ein Landstreicher daher und bietet dir an, in den Fluss zu steigen, um dein Fahrrad wieder heraufzuholen. Würdest du dieses Angebot nicht freudig annehmen?«

»Na klar, wenn ich dadurch wieder mein Fahrrad zurückbekäme.«

»Jetzt will dieser Landstreicher von dir aber etwas als Gegenleistung haben. Er erzählt dir, ohne Wohnsitz bekäme er keine Arbeit, deshalb möchte er bei dir wohnen, bis er sich ein eigenes Zimmer mieten kann. Was würdest du jetzt tun?«

»Man könnte ihm ja die Kammer auf dem Dachboden geben. Da steht ein altes Bett drin und ein Schrank.«

»Würdest du einen solchen Handel eingehen?«

»Na klar, das ist mir mein Fahrrad schon wert.«

»Jetzt stelle dir vor, der Landstreicher zieht seine Kleidung aus und springt in den Fluss. Er taucht nach dem Rad, kann es aber ohne Hilfe nicht nach oben bringen. Deshalb befestigt er ein Seil daran und schwimmt wieder zum Ufer. Mit vereinten Kräften könnt ihr jetzt das Rad an Land ziehen. Wie würde dir das gefallen?«

»Das ist eine gute Idee. Das hätte ich allerdings auch selbst machen können, dazu brauche ich niemand anderen.«

»Als das Rad im Fluss lag, bist du aber nicht auf diese Idee gekommen. Es war ein anderer, der diesen Einfall hatte und ihn auch ausführte. Jetzt, da du weißt, wie er es gemacht hat, ist dir seine Hilfe wohl nicht mehr so viel wert?«

»Nee. Das hätte ich auch selbst machen können. Dafür hat er viel zuviel verlangt.«

»Während er noch seine Kleidung anzieht, schwingst du dich nun auf dein Fahrrad und radelst davon.«

»Ja, das kann man machen. Schließlich weiß er weder, wie ich heiße, noch, wo ich wohne«, sagte Max zufrieden.

»Ja, Max. Das ist schlau von dir, und du brauchst deine Schulden nicht bei ihm zu bezahlen. Doch der Landstreicher stellt sich am nächsten Morgen an die Schule und sieht dich mit dem Rad ankommen. Er fragt einen anderen Jungen, wie du heißt und wo du wohnst, und bekommt genaue Auskunft über dich.«

»Der ist ganz schön schlau«, meinte Max anerkennend.

»Ja, er weiß sich zu helfen. Er hat dir geholfen, als du hilflos warst, und du wolltest ihm dafür nicht danken. Wie die Prinzessin im Märchen. Doch der Frosch wusste, wie er zu seinem Recht kommen kann, und stellte die Prinzessin zur Rede. Genauso macht es der Landstreicher mit dir. Als ihr beim Essen sitzt, klingelt es an eurer Haustür, und der Mann verlangt Einlass. Was machst du jetzt?«

»Ich sage ihm, er solle verschwinden, weil ich glaube, dass er mich übervorteilt hat.«

»Der Landstreicher will aber trotzdem, dass du dein Versprechen einhältst.«

»Ich biete ihm mein erspartes Taschengeld an. Vielleicht ist er damit zufrieden?«

»Nein, das mag er nicht. Er ist nur an einem Wohnsitz interessiert, weil er nur so Arbeit finden kann.«

»Ja, dann weiß ich auch nicht weiter«, brummte Max verdrießlich.

»Durch das viele Klingeln wird dein Vater aufmerksam und fragt dich, was da draußen vorgeht. Was machst du jetzt?«

»Na ja, dasselbe wie die Prinzessin im Märchen. Ich muss mit der Wahrheit herausrücken.«

»Was würde dein Papa zu dieser Situation sagen?«

»Du kennst ihn doch, Tante Frieda. Er würde mich dazu bringen, mein Versprechen einzulösen.«

»Genau wie im Märchen.«

»Ja, aber das ist ganz schön gemein von dem Landstreicher, dass er so was von mir verlangt.«

»Das hat die Königstochter auch gedacht, als der Frosch vor der Tür stand.«

»Aber ich muss den Mann ja nicht mit in mein Bett nehmen«, sagte Max aufatmend.

»Er will aber mit am Tisch sitzen und essen, obwohl er stinkt wie ein nasser Fuchs.«

»Igitt, wie widerlich!«

»Wie fühlst du dich jetzt? Durch dein Versprechen hast du einem Vagabunden Zutritt zu eurem Haus verschafft. Er sitzt an eurem Tisch und schlürft und schmatzt.«

»Das wäre mir wirklich sehr peinlich. Am liebsten würde ich alles rückgängig machen, wenn ich es könnte.«

»Das kannst du aber nicht. Er verlangt nach dem Essen von dir, dass du ihm sein Zimmer zeigst. Du bringst ihn auf den Dachboden und zeigst ihm die Abstellkammer mit dem alten Bett und dem Schrank. Das gefällt ihm aber nicht, und er weigert sich, dort zu schlafen. Er will in deinem Zimmer wohnen.«

»Tante Frieda, ist dieser Landstreicher auch ein verwunschener Prinz?« fragte Max verzweifelt, während die beiden Mädchen sich über seine prekäre Lage amüsierten.

»Das weiß ich auch nicht, Max. Auch die Prinzessin im Märchen hat es nicht gewusst und musste schließlich dem Drängen des Frosches nachgeben.«

»Was soll ich denn jetzt machen, Tante Frieda? Ich kann doch so einen stinkenden Menschen nicht in meinem Zimmer wohnen lassen. Meinst du, er ist mit dem Hobbyraum unten im Keller zufrieden?«

»Nein, Max. Er will mit dir zusammen wohnen und dein Freund werden. Welche Möglichkeiten gibt es denn jetzt für dich, diese Geschichte zu einem guten Abschluss zu bringen?«

Max dachte angestrengt nach, kam aber zu keinem befriedigenden Ergebnis. Resigniert zuckte er mit den Schultern: »Keine Ahnung.«

»Was würdet ihr denn tun, Mädels, wenn ihr in einer solchen Lage wäret?«

»Ich würde zu dem Mann sagen, er solle ins Bad gehen und sich waschen, damit er nicht so stinkt«, meinte Karin.

»Ja, und ich würde seine Kleider nehmen und sie waschen, damit er nicht mehr wie ein Landstreicher aussieht«, wusste Heidi.

Jetzt fand auch Max einen Ausweg: »Vielleicht passen ihm auch Sachen von Papa, dann merkt niemand, wie arm er ist, und man muss sich nicht schämen, wenn man mit ihm gesehen wird.«

»Ja«, meinte Heidi. »Wir könnten auch Papa fragen, ob er in seiner Firma eine Arbeit für den Mann hat, dann verdient er gleich Geld und kann bald wieder ausziehen.«

»Das sind aber gute Lösungen, die ihr für den armen Landstreicher gefunden habt, Kinder«, sagte die Märchentante anerkennend. »Dem Frosch im Märchen ging es nicht so gut. Die Königstochter hat ihn in ihrer Verzweiflung an die Wand geworfen.«

»Wenn der Landstreicher ein Frosch gewesen wäre, hätte ich ihn auch an die Wand geschmissen. Der hat mich ganz schön in die Enge getrieben«, musste Max gestehen.

»Aber die Lösung, die ihr jetzt gefunden habt, ist doch viel besser, findet ihr nicht auch, Kinder?«

Das mussten sie der Tante bestätigen.

»Aber in dem Märchen ist der Frosch ein Königssohn geworden und hat die Prinzessin geheiratet«, sagte eines der Mädchen.

»Nun, Kinder, stellt euch vor, es kommt heraus, dass der Landstreicher eigentlich ein guter Geschäftsmann ist, der durch ein Unglück in eine solche Lage kam. Er arbeitet mit eurem Papa zusammen und verdient schon bald viel Geld. Er kümmert sich jetzt auch um seine privaten Angelegenheiten, und bald ist er gar nicht mehr so arm, wie alle geglaubt haben.«

»Jetzt ist er auch ein Königssohn«, sagte Karin zufrieden.

»Ja, aber was ist jetzt mit dem eisernen Heinrich?« fragte Heidi neugierig.

»Stellen wir uns einfach vor, nach einiger Zeit kommt ein alter Herr in einem großen Auto vorgefahren und fragt nach unserem Landstreicher, der jetzt ein guter Mitarbeiter von eurem Papa geworden ist. Der Herr sagt, er sei ein Notar, der schon lange nach dem Mann gesucht habe, weil der durch den Tod eines Verwandten zu einem Universalerben geworden sei. Max und der frühere Landstreicher haben sich in der Zwischenzeit angefreundet, und so darf er mitfahren, als der Mann sein neues Erbe antreten will.

Während dieser Reise erzählt der Notar immer wieder, wie glücklich und erleichtert er sei, dass er den Erben endlich gefunden habe.«

»Ja, das ist schön«, sagte Max begeistert.

»Aber ich verstehe nicht, warum der treue Heinrich so eiserne Ringe um sein Herz gelegt hat.«

Karin sah die Tante fragend an.

»Stell dir einmal vor, Karin«, sagte die Märchentante liebevoll, »dein Bruder würde auf einmal verschwinden, für eine ganz lange Zeit. Wie würdest du dich dann fühlen?«

»Schrecklich, Tante Frieda. Ich würde Tag und Nacht weinen.«

»Siehst du, mein Kind. So hat sich der treue Heinrich auch gefühlt. Er war so traurig, dass ihm fast das Herz zersprungen wäre. Deshalb hat er sich eiserne Bande darum gelegt.«

»Ja, aber das geht doch in Wirklichkeit gar nicht.«

»Natürlich nicht, Karin. Dieser Satz im Märchen will uns klarmachen, wie man sich fühlt, wenn man auf einen geliebten Menschen verzichten muss. Man ist dann voller Sorgen und trägt großes Leid. Aber auch dann muss man weiterleben.

Um dieses Schicksal etwas erträglicher zu machen, unterdrückt man sein Leid und seine Sorgen. Das kostet sehr viel Kraft. Wenn sich dann aber alles zum Guten wendet, wenn der Verschwundene wieder aufgetaucht ist, dann wird einem so leicht ums Herz, als wenn eiserne Bande gebrochen wären. Jetzt kann deine Freude aufsteigen, und alles ist wieder gut.«

Lilli kam mit strahlenden Augen ins Zimmer gestürzt.

»Ich bin fertig, Karin, jetzt bist du dran.«

Schnell erhob sich die Freundin und verabschiedete sich artig von allen. Lilli hatte es sich inzwischen auf dem Sofa bequem gemacht und blickte die Tante an. »Hast du ihnen ein Märchen erzählt, Tante Frieda?«

»Ja, wir haben über den Froschkönig gesprochen.«

»Das ist ein schönes Märchen. Ich will auch wissen, was du ihnen gesagt hast.«

Max und Heidi fanden es langweilig, sich eine Geschichte zweimal anzuhören, und verabschiedeten sich ebenfalls. Lilli dagegen blickte die Tante erwartungsvoll an.

»Nun, Lilli. Du kennst doch das Märchen, was ist denn darin zuerst geschehen?«

»Die Sonne war ganz verwundert, dass die Königstochter so schön war. Kann sich denn die Sonne auch wundern, Tante Frieda?«

»Natürlich, mein Kind. Die Sonne ist zwar sehr weit weg,

aber ihre Strahlen erreichen uns doch. Sie bewirken hier auf der Erde das Wachstum. Wenn nun etwas schön und formvollendet gewachsen ist, dann hat auch die Sonne ihre Freude daran.«

»Aber sie hat sich doch gewundert. Warum denn das?«

»Wenn du etwas willst, mein Kind, dann entsteht ein Wunsch in deinem Gehirn. Wenn du es dann ausführst, dann benutzt du dazu deine Hände. Wenn die Sonne etwas will, dann benutzt sie dazu ihre Strahlen. Wenn du nun Klavier spielst, dann ist das zuerst sehr anstrengend für dich, und du machst auch Fehler. So ist deine Musik nicht immer formvollendet und gut. Wenn du es dann aber kannst, dann freust du dich über dein Spiel und darüber, dass es dir so gut gelungen ist, und du fragst dich verwundert, warum es gerade heute so gut geklappt hat. So fragt sich vielleicht auch die Sonne manchmal, wie sie es wohl fertiggebracht hat, ein so schönes Geschöpf wachsen zu lassen.«

»Und wie hat sie es gemacht?«

»Wie schaffst du es denn, dass deine Musik so gut klingt?«

»Ich muss halt üben.«

»Ja, Lilli, aber manchmal hat man auch einen besonders guten Tag. Dann geht alles wie von alleine. Man ist froh und heiter, und alles gelingt. Die Muskeln sind gelöst, und die Pflichten gehen einem ganz leicht von der Hand. An einem solchen Tag kann man wahre Meisterleistungen vollbringen. Auch die Sonne hatte einen solchen guten Tag und sah das Königskind mit liebevollen Augen an und wunderte sich darüber, dass es ihr gelungen war, etwas so Schönes zu vollbringen.«

»Aber die Sonne hat uns doch nicht gemacht, Tante Frieda. Es sind doch die Eltern, die die Kinder machen.«

»Mein Kind, ohne die Erde und die Sonne gäbe es überhaupt keine Menschen. Die Erde ist unsere Mutter. Sie erzeugt die Pflanzen, von denen wir uns ernähren. Sie gibt uns das lebenspendende Wasser, mit dem wir unseren Durst löschen können. Sie gibt uns Luft, die wir zum Atmen benötigen. Wenn wir uns von der Erde entfernen würden, müssten wir sterben, denn wir sind ihre Kinder und auf ihre Fürsorge angewiesen. Wir sind in ihr und durch sie. Die Sonne dagegen ist unser Vater. Sie gibt uns Wärme und Lebensenergie. Ohne die Sonne könnte die Erde kein Wachstum hervorbringen. Sie wäre kalt und trostlos. Das Wasser wäre zu Eis erstarrt, und in der Luft wäre kein Sauerstoff.«

»Das hast du aber schön gesagt, Tante Frieda. Ich habe immer gedacht, alles muss so sein, wie es ist. Jetzt weiß ich erst, wie gut die Erde und die Sonne zu mir sind. Aber zu der Königstochter war die Sonne besonders gut.«

»Ja, die Königstochter war nicht nur besonders schön, sie war auch reich, denn sie spielte mit einer goldenen Kugel. Diese goldene Kugel symbolisiert den Reichtum. Aber sie war auch von innen heraus schön, denn sie hatte Freude an ihrem Spiel. So war sie reich, schön und glücklich zugleich. Kein Wunder, dass die Sonne überrascht war, dass ein einziger Mensch so viele gute Eigenschaften auf einmal in sich vereinigte. Aber wie ging es denn nun in dem Märchen weiter?«

»Die Königstochter lief mit ihrem Spielzeug in einen dunklen Wald. Da war ein Brunnen, und dorthinein fiel die goldene Kugel.«

»Ja, Lilli, so war das mit der Königstochter. Sie ging in einen dunklen Wald. Der dunkle Wald in dem Märchen symbolisiert eine große Gefahr. Die Prinzessin hat aber nicht darauf geachtet und hat mit ihrer Kugel weitergespielt, als wäre alles in Ordnung. Sie hat die Gefahr missachtet, und so ist ihr ein Unglück widerfahren. Die goldene Kugel, ihr Reichtum, ist ihr abhanden gekommen.«

»Warum war sie auch so unvorsichtig? Sie hätte sich doch denken können, dass die Kugel in den Brunnen fallen kann.«

»Natürlich, mein Kind. Aber sie hatte sich vielleicht geweigert, auf ihre Umwelt zu achten. Sie hatte möglicherweise geglaubt, alles müsse immer nur gut und schön sein. Jetzt hat ihr der Wald gezeigt, dass man sich in seiner dunklen Stille anders verhalten muss als im Sonnenlicht. Der Wald symbolisiert auch die schweren Zeiten im Leben eines Menschen. Solche Zeiten, in denen sich leicht Kummer und Leid entwickeln können.«

»Die Königstochter war auch voller Kummer und hat ganz laut geweint. Deshalb ist der Frosch gekommen und wollte die Königstochter trösten. Das war lieb von ihm.«

»Ja, mein Kind. Der Frosch wollte, dass die Prinzessin wieder schön, reich und glücklich ist, denn in dem dunklen Wald war sie jetzt häßlich, arm und verzweifelt.«

»Warum war sie denn jetzt auf einmal nicht mehr schön? Kann denn die Schönheit vergehen?«

»Die Schönheit kann nicht vergehen, aber du kannst sie dir selbst verweigern. Schau dir doch einmal die Königstochter an, wie sie da auf dem Brunnenrand sitzt und vor lauter Verzweiflung jammert und schreit. Ist sie wirklich noch schön?«

»Nein, wenn die Menschen weinen, dann verziehen sie das Gesicht und werden ganz rot. Dann fließen Tränen, die Nase läuft, und der Körper zuckt überall so komisch. Warum ist das eigentlich so?«

»Das ist ein Ausdruck der Trauer. Schon ganz kleine Kinder zeigen ihrer Umwelt mit diesem Ausdruck, dass etwas nicht in Ordnung ist, dass sie sich nicht wohlfühlen.

Aber die Königstochter war schon groß. Mindestens so groß wie du und auch schon älter als sechs Jahre, denn sonst hätte man sie nicht ohne Aufsicht in den Wald gehen lassen. Ihre Umwelt war der Meinung, die Prinzessin könne schon alleine auf sich aufpassen. Aber die Königstochter wollte nicht aufpassen, und so musste sie mit Trauer und Leid Bekanntschaft machen.«

»Das ist aber schlimm für die arme Königstochter.«

»Ja, das ist schlimm für sie. Aber was hätte sie denn tun können, damit es nicht zu einem solchen Vorfall gekommen wäre?«

»Sie hätte aufpassen müssen.«

»Passt du denn immer richtig auf dich auf?«

»Ja, immer.«

»Bist du dir da so sicher? Du bist schon oft hingefallen und hast dann geweint. Da hattest du auch nicht richtig aufgepasst. Als du letztens auf dem Jahrmarkt warst, da hast du dein Portemonnaie verloren. Auch da hattest du nicht auf deinen Besitz aufgepasst, so wie die Prinzessin. Auch du warst traurig und verzweifelt.«

»Aber die Mama hat mir doch wieder Geld gegeben.«

»Ja natürlich. Sie hat dir geholfen wie der Frosch der Prinzessin. Aber der Frosch hat eine Gegenleistung dafür erwartet. Er hat ihr die Kugel nur zurückgegeben, weil sie ihn als Gesellen annehmen wollte. Auch deine Mama hat dir das Geld nur gegeben, weil du ihr etwas dafür zurückgeben wolltest. Was war denn das?«

»Ich soll jetzt immer unseren Mülleimer ausleeren.« Lilli war bei diesen Worten ganz mürrisch.

»Das scheint dir aber keinen Spaß zu machen?«

»Nein, nicht besonders.«

»Auch der Königstochter hat es keinen Spaß gemacht, ihr Versprechen einzulösen. Wenn man aber etwas von einem anderen Menschen bekommt und man ihm eine Gegenleistung versprochen hat, dann sollte man sie auch freudig geben, denn schließlich hast du ja auch mit freudigem Herzen genommen. Deine Mama hat dir eine Freude gemacht, indem sie dir das verlorene Geld ersetzt hat, und jetzt solltest du ihr diesen Dienst mit der gleichen Freude erweisen. Der Frosch im Märchen musste die Prinzessin immer wieder ermahnen, ihren Pflichten nachzukommen. Sie hatte sehr schnell vergessen, wer ihr wieder zu ihrem Reichtum verholfen hatte. Die Dankbarkeit hat bei ihr nicht lange angehalten.«

»Ja, du hast recht, Tante Frieda. Ich versuche mich auch immer davor zu drücken, den Mülleimer auszuleeren. Die Mama war wirklich lieb zu mir gewesen und hat mir zu dem Geld auch ein Portemonnaie geschenkt. Jetzt werde ich auch lieb zu ihr sein und gerne tun, was sie von mir verlangt. Das verspreche ich dir.

Auch der König hat gesagt, seine Tochter solle ihr Versprechen einhalten, denn wenn sie es nicht mache, dann könne sich niemand mehr auf sie verlassen und es würde ihr auch niemand mehr helfen, wenn sie in Not ist.«

»Das ist richtig, mein Kind. So hast du etwas sehr Schönes aus dem Märchen gelernt. Nämlich, wie wichtig es ist, vertrauenswürdig zu sein.«

»Jetzt kommt aber noch der eiserne Heinrich.«

»Ja, Lilli, das ist die Angst. Wenn man etwas falsch gemacht hat und man redet nicht darüber, dann bleibt das Falsche immer bei dir, und durch deine Erinnerung wird dieser Fehler immer größer.

Langsam bekommst du Angst, dass dieser Irrtum zu einem großen Unglück anwachsen könnte, und diese Angst drückt dir fast das Herz ab. Auch der eiserne Heinrich hatte Angst um seinen Herrn gehabt, der schon so lange verschwunden war.«

»Jetzt ist alles wieder gut«, stellte Lilli fest. »Der Froschkönig ist wirklich ein schönes Märchen, Tante Frieda.«

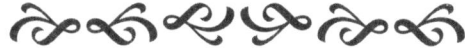

Was uns das Rumpelstilzchen zu sagen hat

Es regnete schon den ganzen Tag. Frieda genoss es, einmal nichts zu tun. Die Stunden, welche sie für sich allein hatte, waren die schönsten am ganzen Tag. Sie dachte an die vergangene Woche und war zufrieden mit ihrer Leistung. Gestern war eine Sendung neuer Bücher angekommen, und sie fühlte sich bereichert. Jetzt konnte sie ihren Leseratten wieder neues Lernmaterial zur Verfügung stellen.

Vor ihr auf dem Tisch stand eine Tasse Tee, und während sie in einem neuen Buch las, nippte sie von Zeit zu Zeit an ihr. Frieda war so vertieft in das Buch, dass sie gar nicht hörte, dass jemand ins Zimmer trat. Doch dann vernahm sie eine Stimme und blickte überrascht auf.

»Tante Frieda, komm mit hinunter, wir spielen dir etwas vor«, sagte Lilli und zog ihre Tante an der Hand zur Tür. Gutmütig lachend ließ sich die Märchentante nach unten führen und setzte sich brav auf den bereitgestellten Stuhl. Auch Max, Heidi und Karin saßen schon dort und warteten auf den Zuschauer. Liesel hatte sich heute einen freien Tag genommen, um einen Krankenbesuch zu machen und Einkäufe zu erledigen.

Die Kinder genossen ihre Freiheit und hatten sich entschlossen, für Tante Frieda ein Konzert zu geben. Lilli und Karin wollten Klavier spielen, während Heidi dazu singen sollte. Max wollte ein Gedicht aufsagen und mit einigen Turnübungen zu der Vorstellung beitragen.

Als die Kinder der Tante den Ablauf erklärt hatten, kam diese auf die Idee, auch Karins Mutter und deren Geschwister einzuladen. Begeistert machte sich Lilli mit ihrer Freundin auf den Weg, um alle Menschen herbeizutrommeln, die bereit waren und Lust hatten, ihre Vorstellung anzuschauen.

Als nun alles klar war, fing Lilli mit ihrem Klavierspiel an. Sie hatte viel gelernt und konnte mit ihrer Darbietung alle begeistern. Danach war Max an der Reihe, der mit viel Pathos eine Ballade vortrug. Er wurde bestaunt, weil er ein so langes Gedicht auswendig vortragen konnte.

Stolz stand er da und genoss das Lob, wobei er sich elegant verneigte. Jetzt war Karin an der Reihe. Alle waren verwundert, dass ein kleines Kind schon so meisterhaft spielen konnte. Danach sang sie zusammen mit Heidi, und ihre silberhellen Stimmen erfüllten den ganzen Raum. Der folgende Applaus war groß.

Danach trug Lilli wieder ein Liedchen auf dem Klavier vor und sang dazu mit Heidi und Karin. Dann durfte Max seine Kunststückchen vorführen, mit denen er wieder großen Beifall erntete. Auch Frau Maurer, Karins Mutter, sang sehr schön und wurde kräftig beklatscht.

Zuletzt erzählte Frau Simmler das Märchen vom Rumpelstilzchen und zog alle Anwesenden in ihren Bann. Als sie fertig war, wollten einige noch eine Zugabe haben, aber Max und Lilli waren der Meinung, Tante Frieda solle das Märchen auf ihre Art und Weise erklären. Alle waren damit einverstanden. Die Märchentante machte die Zuhörer darauf aufmerksam, dass jeder mitarbeiten und Fragen stellen sollte.

»Also, wer von den Kindern kann mir denn sagen, wie das Märchen angefangen hat?«

Ronald, der Bruder von Liane, meldete sich: »Der Müller erzählte dem König, dass seine Tochter Stroh zu Gold spinnen könne.«

»Wieso hat er das wohl getan?« wollte die Märchentante jetzt wissen.

Alle dachten nach, dann wurde die zaghafte Stimme von Herrn Lehmann hörbar: »Ich glaube, er wollte damit nur angeben.«

»Da haben Sie recht, Herr Lehmann. Aber was uns solche unbedachten Worte einbringen, das haben wir ja gehört. Deshalb sollte man im Leben immer darauf achten, dass man die Wahrheit spricht.«

»Wenn das Rumpelstilzchen nicht geholfen hätte, dann wäre die Müllerstochter jetzt tot«, sagte Lilli.

»Ja, und das nur, weil der Müller angegeben hatte. Weshalb hat er das aber gemacht?« wollte Karin wissen.

»Er hat sich klein und unbedeutend gefühlt. Das hat ihm nicht gefallen, deshalb hat er sich mit Worten vor dem König etwas größer machen wollen«, antwortete Liane.

»Warum hat er aber gesagt, seine Tochter könne Stroh zu Gold spinnen und nicht er selbst?« wollte jetzt eines der anderen Kinder wissen.

»Das hat er sich nicht getraut, weil er so feige war«, konterte Max.

»So hat er aber seine Tochter in riesige Schwierigkeiten gebracht«, bemerkte Karins Mutter.

»Was hätte der Müller denn sonst zu dem König sagen können?« fragte nun Tante Frieda.

Keiner wusste darauf eine Antwort. Als sich niemand

meldete, sprach sie weiter: »Weil der Müller sich so klein fühlte, war ihm nicht bewusst, was er alles kann. Er hätte dem König auch erzählen können, dass er schönes, feines und weißes Mehl mahlen kann. Doch da diese Fähigkeit für ihn nichts Besonderes war, glaubte er auch nicht, dass er damit einem König imponieren könnte. Jeder von uns hier im Raum hat eine besondere Fähigkeit. Jetzt wollen wir doch einmal hören, welche Begabungen diejenigen haben, die uns nichts präsentiert haben. Was kannst du denn besonders gut, Ronald?«

»Ich bin im Fußballverein und habe in diesem Jahr schon vier Tore geschossen. Dadurch ist unsere Mannschaft eine Klasse höher eingestuft worden.«

»Bravo, das ist eine gute Leistung. Und was kannst du besonders gut, Helga?«

Karins Schwester saß ganz verlegen da und wusste nichts zu antworten. Doch da sprach Silvia für sie.

»Meine Schwester bringt es fertig, den kleinen Peter ganz schnell zu beruhigen, wenn er im Bett liegt und weint. Sie braucht ihm nur die Hand auf die Stirn zu legen, und schon ist er still.«

»Das ist wirklich etwas Besonderes. Eine solche Begabung hat nicht jeder.« Die Märchentante nickte dem verlegenen Mädchen anerkennend zu, und auch von den anderen hörte man Zustimmung.

»Und wo liegt deine Stärke, Silvia?«

»Ich schreibe immer nur Einser im Rechnen«, sagte sie stolz. Auch diese Fähigkeit wurde gebührend bewundert, und dann sprach Frau Maurer für den kleinen Peter, der die ganze Zeit brav auf dem Boden gesessen hatte und an einem Zwieback kaute.

»Peter kann schon alle Zeichnungen in seinem Bilderbuch benennen.« Auch er bekam seine Anerkennung, und dann richteten sich alle Blicke auf Herrn Lehmann. »Was haben Sie uns denn Gutes zu berichten, Herr Lehmann?«

Verkrampft saß er auf seinem Stuhl und wusste sichtlich nicht, wohin mit seinen Händen. Schließlich zuckte er die Schultern: »Ich weiß nichts. Ich habe nichts Interessantes vorzuweisen.«

»Genauso war das auch bei dem Müller. Auch er hat seine guten Fähigkeiten nicht mehr wahrgenommen. Obwohl ich nicht rauche, bleibe ich gerne vor Ihrem Schaufenster stehen. Sie haben ein solches Geschick, Ihre Waren zu präsentieren, dass es auch Nichtrauchern viel Freude macht, Ihr Schaufenster anzusehen.«

»Ja«, rief eines der Kinder, »im Moment stehen Gartenzwerge darin. Der eine raucht die Pfeife, der andere fährt Zigarren in der Schubkarre, ein anderer schaufelt im Tabak, und alle lachen und freuen sich dabei.«

Fast jeder im Raum wusste etwas über Herrn Lehmanns Dekorationskünste zu berichten. Der Mann wurde ganz rot vor Verlegenheit und biss sich auf die Unterlippe.

»Sehen Sie, Herr Lehmann, auch Sie haben ein großes Talent, das Ihnen so selbstverständlich ist, dass Sie es nicht mehr als Kunst ansehen. So ging es auch dem Müller, deshalb hat er seine Tochter vorgeschoben und ihre Talente gepriesen.

Wahrscheinlich konnte sie sehr gut spinnen und hat damit viel Geld verdient, worauf ihr Vater besonders stolz war. Für den Müller war es eine große Ehre, mit dem König zu sprechen, deshalb hat er sich in seiner Aufregung etwas ungeschickt ausgedrückt. Der Monarch hat es falsch verstanden, und der arme Mann wusste nicht, wie er ihn berichtigen sollte. So ist vielleicht das Missverständnis entstanden, und die Müllerstochter musste darunter leiden. Was hätte denn der König tun können, um sich davon zu überzeugen, dass er alles richtig verstanden hatte?«

»Der König war schön blöd, wenn er sich von dem Müller einen solchen Bären hat aufbinden lassen. Ich hätte mir erst einmal das Gold zeigen lassen, das die Tochter gesponnen haben soll, bevor ich es geglaubt hätte«, meinte Max. Die anderen nickten zustimmend.

»Die Müllerstochter hat sich aber auch nicht gewehrt und die Sachlage richtiggestellt. Sie hätte ja dagegen protestieren können«, meinte Karins Mutter.

»Vielleicht hatte sie auch Angst vor dem König und hat sich nicht getraut«, war Helgas Meinung. »Wie ihr seht, haben sich alle Beteiligten in dem Märchen falsch verhalten. Der Müller hat angegeben und so seine Tochter in Schwierigkeiten gebracht. Der König war habgierig und hat deshalb die unsinnigsten Sachen geglaubt, und das Mädchen war so voller Angst, dass es sich nicht wehren konnte. Aber wie geht denn die Geschichte nun weiter?«

»Der König hat die Müllerstochter in ein Zimmer voller Stroh gesteckt und ihr gedroht, sie werde umgebracht, wenn sie nicht bis zum nächsten Morgen Gold daraus gesponnen habe«, erzählte Ronald die Geschichte weiter.

»Warum wollte er sie denn umbringen?« Heidi war ganz entsetzt über diese Drohung.

»Weißt du eigentlich, Heidi, wie unbarmherzig wir oft uns selbst gegenüber sind? Wenn wir etwas nicht können, dann lehnen wir uns oftmals so sehr ab, dass es fast einem Todesurteil gleicht. Wir sind dann in derselben Situation wie die

Müllerstochter und greifen nach jeder sich bietenden Gelegenheit, um uns zu befreien. Wir greifen dann zu Maßnahmen, die für uns selbst so unvorteilhaft sind, dass man sie in einer normalen Situation nie in Erwägung gezogen hätte. Da sie den König nicht aufklären wollte, ließ sie sich auf einen Handel ein, der sie noch tiefer in ihre Lügen verstrickte.«

»Zuerst war doch alles gut. Das Rumpelstilzchen wollte doch nur helfen, weil sie so in Not war. Es war gleich einverstanden damit, dass sie seine Hilfe mit ihrem Armband bezahlte«, meinte Silvia.

»War das wirklich ein guter Lohn für diese Arbeit?«

»Nein, ich hätte mehr dafür verlangt.«

»Siehst du, wenn das Mädchen nachgedacht hätte, dann hätte ihm auffallen müssen, dass der Handel in keinem guten Verhältnis stand. Wenn man für einen ganz geringen Einsatz einen großen Gewinn verspricht, sollte man immer vorsichtig sein. Jede Arbeit hat ihren Wert. Wenn man sie nicht in der richtigen Weise bezahlt, dann wird man abhängig. Auch die Müllerstochter ist vom Rumpelstilzchen abhängig geworden, weil es ihre Lüge unterstützte. Als sie dann nichts mehr zu bieten hatte, musste sie auf seine Forderungen eingehen. Jetzt wurde ein Preis gefordert, der total überhöht war.«

»Sie hätte auch ›nein‹ sagen können. Schließlich hatte sie dem König ja schon genug Gold verschafft.«

»Ja, Max, aber ihre Angst vor dem König war geblieben. Selbst als sie seine Frau geworden war, hat sie nicht den Mut aufgebracht, ihm die Wahrheit zu sagen. Ihr ganzes Leben lang musste sie Angst haben, dass ihre Lüge aufgedeckt wurde.«

»Das war alles die Schuld des Vaters.«

»Nein, Lilli, es war ihr eigener Fehler. Sie hätte von Anfang an nicht lügen dürfen. Hätte sie den König gleich von vornherein aufgeklärt, dann wäre ihr Leben in Glück und Zufriedenheit verlaufen. Man muss immer selbst für sein Wohl sorgen und darf die Schuld nicht auf andere schieben. Sie hat sich in diese Geschichte mit hineinziehen lassen und hatte somit auch die Konsequenzen zu tragen.«

»Schließlich ist ja doch alles gut ausgegangen.«

»Da bin ich nicht so sicher, Herr Lehmann. Sie hat zwar durch einen Glücksfall erfahren, wie der Name ihres Helfers war, und konnte daher ihr Kind retten. Auch war der einzige Zeuge nicht mehr am Leben, aber die Angst ist ihr geblieben. Die Angst vor dem König sowie die Angst, wieder aufgefordert zu werden, Gold zu spinnen. Als das Rumpelstilzchen tot war, gab es niemanden mehr, der ihr hätte helfen können, wenn der König in seiner Habgier weiteres Gold von ihr verlangt hätte.«

»Ich war immer der Meinung, die Märchen gehen gut aus, aber wenn man sie aus Ihrer Sicht betrachtet, sind sie eigentlich recht grausam.«

»Ja, Frau Maurer, das liegt aber nur daran, dass wir die Verantwortung für unser Tun und Handeln auf andere abschieben. Der Müller war nicht bereit gewesen, seinen Fehler zu berichtigen, und seine Tochter auch nicht. Die Märchen schildern das wahre Leben. Wenn wir bereit sind, daraus zu lernen, sind sie nicht grausam, sondern sehr hilfreich.«

»Ja, das ist richtig. So habe ich es noch nicht gesehen.« Sie erhob sich und nahm Peter auf den Arm. »Wenn Sie gestatten, dann möchte ich aber jetzt gerne gehen. Es war ein schöner Nachmittag, und ich habe diese Stunden sehr genossen. Aber jetzt muss ich wieder an meine Pflichten denken.«

Karins Mutter bedankte sich noch einmal bei allen Mitwirkenden und verließ dann mit dem kleinen Peter das Haus. Auch Herr Lehmann und Frau Simmler verabschiedeten sich mit einem herzlichen Dankeschön, und die Kinder gruppierten sich um Liane, die viele schöne Spielchen kannte, mit denen sie die Gruppe beschäftigte.

Tante Frieda räumte das Zimmer auf und ließ die großen Buben die Stühle wieder nach oben tragen. Sie war gerade fertig, als ihre Schwester nach Hause kam und die vielen Kinder im Musikzimmer vorfand. Sie bekam erst einen Schreck, doch als sie sah, dass alles ordentlich an seinem Platz stand, war sie zufrieden und ließ sich erzählen, was für einen schönen Nachmittag sie alle verbracht hatten.

Was uns der gestiefelte Kater zu sagen hat

Zufrieden saß Frieda in ihrer Küche und knackte Nüsse. Sie hatte eine Technik entwickelt, wie sie mit einem Dreh die Nüsse knacken konnte, ohne die Schale zu beschädigen. Nußschalen konnte man zu allerlei Bastelarbeiten in der Adventszeit benutzen. Auch der Kindergarten war an Tante Friedas Nussschalen interessiert.

Sie hatte einen Schuhkarton neben sich stehen, der sich langsam damit füllte.

Das Körbchen mit den Walnüssen war jetzt leer, der Schuhkarton über die Hälfte gefüllt, und die Schüssel mit den Nusskernen quoll fast über. Frieda säuberte ihren Arbeitsplatz und brachte ihre Küche in Ordnung. Sie hörte Stimmen aus dem Treppenhaus, und gleich darauf war sie von einer Kinderschar umringt. Sie machten es sich im Wohnzimmer gemütlich und knabberten Nüsse, dabei plauderten vor allem die Kinder lebhaft.

Plötzlich hatte Lilli einen glorreichen Einfall: »Tante Frieda, liest du uns den gestiefelten Kater vor? Wir haben noch so viel Zeit bis zum Abendessen und wissen nicht, wie wir sie verbringen sollen.«

»Wenn es euch Freude macht, gerne.«

Die Kinder holten das Buch hervor und blätterten darin,

bis sie das Bild vom gestiefelten Kater gefunden hatten. Zufrieden hörten sie zu, als die Tante vorlas.

»Ist es nicht toll, was der Kater alles angestellt hat, um seinen Herrn reich zu machen?« Max war ganz begeistert von dem Märchen.

»Glaubst du, es ist richtig, sich durch Lug und Betrug und auch noch durch den Mord an einem Menschen Reichtum zu verschaffen?« fragte Tante Frieda ernst.

»Aber es war doch nur ein Zauberer. Wenn der so blöd war und sich von einem Kater so hat hereinlegen lassen, dann geschieht es ihm recht.«

»Wie würde es dir denn gefallen, wenn jemand schlauer wäre als du und dir alles wegnähme, selbst das Leben?«

»So etwas passiert mir nicht, ich passe schon auf.«

»Als man dir das Fahrrad gestohlen hat, da hast du auch nicht aufgepasst«, meinte Lilli.

»Das war doch ganz was anderes«, verteidigte sich der Bruder.

»Was ist denn daran so anders?« wollte jetzt die Tante wissen.

Max dachte nach, wusste aber nichts darauf zu antworten. Schließlich meinte er: »Na ja, halt alles. Außerdem sagst du ja immer, dass die Märchen nicht stimmen.«

»Ich sage nicht, dass die Märchen unwahr sind, sondern dass man sie auf eine andere Art verstehen soll.«

»Was für eine Weisheit steht denn in dem gestiefelten Kater?« wollte Heidi wissen.

»Wenn ihr möchtet, reden wir über die Geschichte und suchen uns die Weisheiten heraus.«

Als die Kinder zustimmend genickt hatten, fuhr die Märchentante fort: »Der Müller hatte seinen Kindern ein großes Erbe hinterlassen.«

»Ja, aber er hat es ungerecht verteilt«, war die Meinung von Max. »Der eine bekam die Mühle, der andere den Esel und der dritte nur den Kater. Eigentlich hätte man doch allen das gleiche geben müssen.«

»Dann hätte er ja drei Mühlen, drei Esel und drei Kater haben müssen«, sagte Lilli.

»Nein, das geht nicht. Er hätte nur das, was da war, besser verteilen müssen.«

»Willst du etwa die Mühle und die Tiere in drei Teile zerlegen?« fragte Heidi.

»Nein, natürlich nicht. Es muss doch auch eine andere Lösung geben.«

»Welche denn?«

»Das weiß ich doch auch nicht«, sagte Max gereizt. »Auf jeden Fall ist der letzte Sohn ganz schön arm dran gewesen. Der erste hat die Mühle bekommen, mit der er viel Geld verdienen konnte, und der zweite einen Esel. Der dritte hat aber nur einen Kater bekommen, mit dem man kein Geld verdienen kann. Was meinst du, Tante Frieda, ist das nicht ungerecht?«

»Du weißt doch, wie die Geschichte endet. Hat er letztlich nicht die beste Erbschaft von allen gemacht?«

»Ja, natürlich, aber trotzdem war es ungerecht.«

»Nein, Kinder. Der Müller hat schon richtig gehandelt. Denn diese Dinge waren in Wirklichkeit Fähigkeiten. Der erste Sohn hat die Fähigkeit seines Vaters geerbt, eine Mühle zu betreiben. Der zweite wusste, wie man mit einem Esel sein Geld verdienen kann. Aber der dritte hatte nur gelernt, mit seinem Kater zu spielen.

Doch dieser Kater hat ihn geliebt, und diese Liebe war reines Gold wert, wie sich später herausstellte. Der jüngste Sohn hatte in seinem Leben noch nie gearbeitet wie seine beiden Brüder. Deshalb stand ihm auch kein anderes Erbteil zu. Was hätte er mit der Mühle anfangen sollen?«

»Er hätte sie verkaufen können.«

»Wem denn? Seinem Bruder?«

»Ja.«

»Wenn der älteste Bruder den Kater bekommen hätte und der jüngste die Mühle, dann hätte der Vater aber wirklich ungerecht vererbt. Jeder hat doch das bekommen, was ihm das Liebste war. Der erste Sohn hatte Freude daran, das Korn zu mahlen. Der zweite hatte Spaß daran, mit seinem Esel das Getreide heranzuschaffen, und der jüngste daran, mit seinem Kater zu spielen. Meinst du nicht auch, dass der Vater weise gehandelt hat, als er ihnen das hinterließ, was ihnen am meisten gefallen hat?«

»Ja, das stimmt. Jetzt glaube ich auch, dass es so am besten war.«

»Der gestiefelte Kater symbolisiert die Schlauheit. Der jüngste Sohn hat es am besten verstanden, sich allein durch Schlauheit zu ernähren. Diese Fähigkeit hat ihm großen Gewinn eingebracht. Aber zuvor musste er erst etwas in diese Erbschaft investieren. Er hat sein letztes Geld ausgegeben, um seinen Kater mit Stiefeln auszustatten. Das hätte er nie getan, wenn er den Kater nicht geliebt und ihm vertraut hätte.«

»Ja, Papa hat im vorigen Jahr auch von seinem letzten Geld eine Maschine gekauft. Jetzt verdient er mit ihr viel Geld«, brachte Heidi hervor.

»Max hat seinem Fahrrad auch vertraut, und jetzt ist es fort«, äußerte Lilli.

»Wenn man etwas liebt, dann behütet und beschützt man es auch. Wenn Max sein Fahrrad stundenlang auf der Straße stehen lässt und es nicht sichert, dann ist er unachtsam damit umgegangen. Vertrauen kann man nur haben, wenn man sich sicher fühlt. Da er für diese Sicherheit nicht gesorgt hat, war sein Vertrauen nicht gerechtfertigt.«

»Wie hat denn der Müllerssohn für seine Sicherheit gesorgt?«

»Er hat in seine Schlauheit investiert. Die Stiefel des Katers symbolisieren, dass er jetzt, nach seines Vaters Tod, seine Fähigkeit mobilisiert hat, um etwas damit zu erreichen.«

»Ja, schlau war er, weil er gewusst hat, wie er sich bei dem König einschleichen konnte.« Max nickte anerkennend.

»Nein«, protestierte Heidi. »Das hatte er nicht nötig. Schließlich hat er die Rebhühner ja gefangen. Das war ganz schön clever, die Rebhühner mit einem Sack voll Körner zu fangen. Keiner ist auf eine solche Idee gekommen, nur er.«

»Trotzdem hat er sich eingeschlichen, sonst hätte er sie dem König nicht geschenkt, sondern verkauft.« Max nickte bekräftigend mit dem Kopf.

»Er hat sie ja verkauft. Schließlich hat er für sein Geschenk ein anderes Geschenk erhalten. Das war ein gutes Geschäft und schlau eingefädelt.« Heidi war stolz auf ihre Kombinationsgabe.

»Na ja. Eigentlich war der König ja auch blöd, weil er sich hat hinters Licht führen lassen und geglaubt hat, der Herr von dem Kater sei ein Graf. Warum sind eigentlich die Könige in den Märchen immer so doof? Der im Rumpelstilzchen hat ja auch geglaubt, dass die Müllerstochter Stroh zu Gold spinnen kann.« Max schaute Tante Frieda an.

Tante Frieda nickte. »Ja, wenn man reich ist, vergisst man

oft, eigenständig zu denken. Man hat für jede Verrichtung einen Dienstboten. Er muss dann notgedrungen das glauben, was ihm andere erzählen. Wenn es jemand schlau anfängt und der König keinen weisen Ratgeber hat, der ihn vor waghalsigen Geschäften warnt, dann kann man ihn leicht hinters Licht führen. Die Habgier im Rumpelstilzchen und die Genusssucht im gestiefelten Kater sind häufig Charakterzüge der reichen Leute. Ihr Hochmut macht sie aber oft blind für die Machenschaften ihrer Bediensteten.«

»Sind wir auch reich, Tante Frieda?« wollte Lilli wissen.

»Das weiß ich nicht, mein Kind. Auf jeden Fall seid ihr nicht so arm wie die Leute im Märchen. Die Figur des Königs steht immer für Reichtum.«

»Sind reiche Leute dumm?«

»Nein, ganz gewiss nicht. Wer sich seinen Reichtum selbst geschaffen hat, war so schlau wie der gestiefelte Kater oder besonders fleißig und strebsam. Auf jeden Fall hat er aber genau gewusst, wie man mit dem Leben umgehen muss, um Glück zu haben. Aber wenn man seinen Reichtum nur geerbt hat, dann kann es vorkommen, dass man sein Glück überschätzt. Dann geht man Risiken ein, die schnell zum Ruin führen können, wenn man zu bequem ist aufzupassen oder sich auf die Aussagen anderer verlässt.

Die Könige in den beiden Märchen sind Menschen, die andere für sich denken lassen. Wenn ein Ratgeber des Königs besonders habgierig ist oder dem König schaden will, dann erzählt er ihm Dinge, die nicht stimmen. Wenn der König es dann glaubt, hat der andere ein gutes Geschäft gemacht. Doch würde ich niemandem zu einem solchen Geschäft raten, denn es gibt ein Sprichwort, das lautet: ›Unrecht Gut gedeihet nicht.‹ Das heißt: Wenn wir einem anderen Menschen etwas unrechtmäßig wegnehmen, dann haben wir keinen guten Gewinn gemacht.«

»Warum nicht?« fragte Max verwundert. »Der Dieb, der mein Fahrrad geklaut hat, hat doch gewonnen.«

»Wie würdest du dich denn fühlen, wenn du jemandem etwas weggenommen hättest?«

»Na ja, nicht besonders gut. Wahrscheinlich würde ich mich mit einem gestohlenen Fahrrad nicht auf die Straße wagen. Was nützt mir also ein geklautes Rad, wenn ich damit nicht fahren kann?«

»Verstehst du nun, dass es kein Gewinn ist? Hat man Angst, erwischt zu werden, dann ist es kein Gewinn. Ein gutes Gewissen ist auf jeden Fall mehr wert als ein Fahrrad. Das versteht ihr doch, Kinder?« Alle nickten. »Wie geht es denn nun mit dem Märchen weiter?«

»Der gestiefelte Kater hat gehört, dass der König mit seiner Tochter zum See fahren will«, erzählte Heidi. »Da hat der gestiefelte Kater zu seinem Herrn gesagt, er solle im See baden. Dann hat er seine Kleider versteckt und die Kutsche vom König angehalten. Dem hat er dann erzählt, dass sein Herr bestohlen worden sei und jetzt nicht aus dem Wasser steigen könne.«

»Schon wieder ist der König auf das Gerede von dem gestiefelten Kater hereingefallen«, sagte Max ärgerlich. »Er hat den Müllerssohn mit den besten Kleidern ausgestattet, weil er tatsächlich geglaubt hat, er wäre ein Graf. Kann man überhaupt so blöd sein?«

»Weißt du, Max, Vertrauen und Hilfsbereitschaft sind gute Eigenschaften. Aber wenn man einen Menschen kennenlernt, sollte man schon etwas kritisch sein und überlegen, ob alles stimmt, was der neue Bekannte da erzählt.«

»Als der Franz neu in die Klasse kam, hat er jedem erzählt, dass sein Vater ein ganz großes Auto fährt. Alle dachten, der ist sehr reich und fährt ein teures Auto. Jetzt stellte sich aber heraus, dass sein Vater nur ein Busfahrer ist.«

Heidi lachte: »Da hast du dich auch ganz schön reinlegen lassen. Groß ist das Auto schon, aber wahrscheinlich gehört es ihm noch nicht einmal.«

Max lachte mit und gab zu, dass er sich genauso hatte täuschen lassen wie der König im Märchen.

»Ich glaube aber nicht, dass der Kater das in böser Absicht getan hat. Er wollte seinem Herrn bestimmt nur helfen. In Wirklichkeit hat der Müllerssohn doch alles von dem König geschenkt bekommen«, war Lillis Meinung.

»Trotzdem soll man nicht lügen, um sich Vorteile zu verschaffen«, sagte Heidi.

»Wisst ihr, Kinder, wenn ein Mensch sich so behandeln lässt wie der König und nie etwas daraus lernt, dann zieht er solche Menschen regelrecht an. Wenn er sich dabei weiterhin wohlfühlt, so wie in dem Märchen, dann ist ja alles gut. Wenn er aber merkt, dass man ihn belogen hat, dann sollte er daraus die Konsequenzen ziehen.

Auch der Müllerssohn ist mit seiner Schlauheit ein großes Risiko eingegangen. Er hat sehr genau gewusst, worauf er sich da eingelassen hat. Jeder, der ein solches Wagnis eingeht, weiß, dass er einen hohen Einsatz riskiert. Wenn man solche Spielchen mit dem König macht, muss man damit rechnen, sein Leben zu verlieren. Der Müllerssohn wollte große Macht erlangen und hat sein Leben dabei aufs Spiel gesetzt. Der Erfolg, den er erringen wollte, war ihm diesen Einsatz wert. Das war seine Entscheidung, und das sollte man auch respektieren. Das heißt aber nicht, dass man es unbedingt nachahmen muss. Jeder soll immer selbst entscheiden, ob sein Ziel den Einsatz wert ist.

Viele Menschen arbeiten schwer und haben nur einen geringen Verdienst. Wenn sie aber bei dieser Beschäftigung glücklich sind, dann ist es den Einsatz auch wert.

Sind sie aber unglücklich und leiden unter ihrem geringen Einkommen, dann sollten sie sich wirklich überlegen, ob sie nicht etwas an ihren Lebensumständen ändern sollten. Wenn ein Mensch ein höheres Risiko eingeht, dann ist zwar die Möglichkeit eines Verlustes viel größer, wenn etwas schiefgeht, aber auch die Möglichkeit, einen guten Gewinn zu erzielen, steigt stark an. Wenn die Maschine eures Papas nicht so gut funktioniert hätte, wie er sich das vorgestellt hatte, dann wäre sein Geld schlecht investiert gewesen, weil nur ein geringer Verdienst oder gar keiner dabei herausgesprungen wäre.

Der Müllerssohn hat das Erbteil, seine Schlauheit, eingesetzt, um viel Macht zu erringen. Er hat gewonnen, wie wir wissen, doch es war ein gefährliches Spiel, das er da getrieben hat. Wer dem Spruch folgt: ›Ehrlich währt am längsten‹, der hätte einen anderen Weg gesucht, an Reichtum und Macht zu kommen.«

»Mir gefällt, was er da gemacht hat«, sagte Max, »schließlich hat er ja dem ollen Zauberer alles abgenommen.«

»Gibt es denn auch wirklich Zauberer, Tante Frieda?« wollte Lilli wissen.

»Solche Zauberer wie in den Märchen gibt es nicht. Es gibt Menschen, die haben ein Geschick, mit riskanten Geschäften umzugehen, die riesige Gewinne abwerfen, so dass man sie wirklich als Zauberer bezeichnen kann. Die modernen Zauberer sind die Werbefachleute. Sie sind in der Lage, die Menschen durch ihre Werbekampagnen dazu zu verleiten, Produkte zu kaufen, die sie eigentlich nicht brauchen.«

»Aber diese Leute machen doch keinen Hokuspokus?« fragte Lilli naiv.

»Nein, mein Kind. So natürlich nicht. Aber auch ihre Machenschaften sind gefährlich. Sie gehen ähnlich vor wie der gestiefelte Kater. Die Menschen werden durch die Werbung zunächst gelobt, man erzählt ihnen, was sie für wunderbare und schlaue Leute sind – und wenn ihre Eitelkeit so richtig angestachelt wurde, dann sagt man ihnen, dass sie noch viel besser werden können, wenn sie ein bestimmtes Produkt kaufen. Doch durch den Kauf dieser Ware werden sie nicht schlauer, sondern nur ärmer, weil sie es in Wirklichkeit überhaupt nicht brauchen. Die meisten Leute fallen auf solche Sprüche herein, so wie der Zauberer auf den gestiefelten Kater.«

»Ist der Müllerssohn jetzt so wie unsere Werbefachleute?«

»Ja, von Anfang an. Erst hat er dem König etwas vorgegaukelt und dabei gut verdient. Dann hat er den Zauberer überlistet. Durch eine gute Werbung kann man einem Konkurrenten viele Kunden wegnehmen und ihn vielleicht sogar in den Ruin treiben.«

»Waren der Müllerssohn und der Zauberer auch Konkurrenten?« wollte Lilli jetzt wissen.

»Ja natürlich. Der Zauberer hatte etwas, was der Müllerssohn haben wollte und was er durch seine Machenschaften auch erlangte.«

»Ist das jetzt gut oder schlecht?« fragte Max interessiert.

»Die Mittel, welche man in der Werbung benutzt, um Produkte an den Mann zu bringen, sind nicht verboten. Aber ob ein solches Vorgehen auch fair und seriös ist, das muss jeder für sich selbst entscheiden. Mir persönlich gefällt es nicht.«

»Papa macht aber auch Werbung.«

»Ja, Max. Aber auf eine anständige Weise. Gegen diese Art von Werbung habe ich nichts.«

»Immerhin hat der gestiefelte Kater seinem Herrn das ganze Hab und Gut des Zauberers verschafft, und er hat noch die Prinzessin dazubekommen. So ist das Märchen doch gut ausgegangen.«

»Das sieht vielleicht so aus, Heidi. Aber es gibt da ein anderes Sprichwort, das sehr gut zu diesem Märchen passt. Es lautet: ›Die Katze lässt das Mausen nicht.‹ Das heißt, dass der Müllerssohn, der jetzt ein reicher Graf geworden ist und eine Königstochter zur Frau hat, bestimmt wieder solche Abenteuer wagen wird.

Wenn er beim ersten Mal Glück gehabt hat, dann hofft er natürlich, dass es auch später gut ausgeht, und er riskiert immer wieder sein Leben und sein Vermögen, um sich an anderen zu bereichern. Doch irgendwann wird er auf einen Gegner treffen, dem er nicht gewachsen ist, und dann geht es ihm vielleicht ebenso wie dem Zauberer, und er verliert alles. Glücksritter wie der gestiefelte Kater bleiben selten reich. Sie setzen immer wieder alles aufs Spiel, und wenn eine Pechsträhne erst einmal angefangen hat, dann ist man oft schneller aus dem Spiel, als man gedacht hat.«

»Also ist das Märchen doch nicht gut ausgegangen.«

»Doch, Max. Wenn er mit dem zufrieden ist, was er erreicht hat, und sich um seinen neuen Besitz so kümmert, dass er ihm auch erhalten bleibt, dann ist es doch gut ausgegangen. Hoffen wir, dass es so ist, und freuen wir uns über seinen Gewinn.«

»Ja, so gefällt mir das viel besser«, bemerkte Lilli und klatschte in die Hände.

Was uns das tapfere Schneiderlein zu sagen hat

Frieda war überrascht, als man ihr anbot, die Leitung der Bibliothek zu übernehmen. Ihr früherer Vorgesetzter hatte sie vorgeschlagen und eine sehr gute Beurteilung über sie abgegeben, was die Behörde veranlasste, seinen Vorschlag anzunehmen. Da sie stellvertretend schon öfter die Leitung für kurze Zeit übernommen hatte, fiel es ihr auch nicht schwer, das neue Amt anzutreten.

Es wurde eine kleine Ernennungsfeier veranstaltet, bei der selbst die Presse anwesend war. Eine junge Frau hatte jetzt die Kinderbuchabteilung übernommen und gab sich große Mühe, ihrer Aufgabe gerecht zu werden.

Doch die Kinder fragten immer wieder nach Tante Frieda und fanden schließlich auch den Weg zu ihrem Büro. Aber nicht nur in ihrem beruflichen Bereich hatte sich etwas geändert. Sie hatte in der Zwischenzeit zwei Seminare über Kinesiologie besucht und war davon vollauf begeistert. Nun hatte sie ihre Arbeitsbücher aufgeschlagen und lernte fleißig.

Auf einmal wurde die Tür aufgerissen, und Lilli stürmte herein: »Tante Frieda, wir waren mit Papa in einem Märchenpark. Da war es schön. Überall liefen so große Vögel herum. Das sind Pfauen. Kennst du die?« Lilli war voller Begeisterung und strahlte ihre Tante an.

»Ja, ich kenne Pfauen. Hast du auch gesehen, wie sie ihre Schwanzfedern ausbreiten?«

»Ja, die Federn sind ganz lang und haben oben richtige Augen dran. Schön sind die.«

»Was habt ihr denn sonst noch gesehen?«

»Ein Teich mit Enten war da. Eine Entenmama hatte zwölf Junge. Es war süß, wie sie alle hinter ihrer Mama hergeschwommen sind. Einmal ist eines der jungen Entlein ins Schilf geschwommen. Als die große Ente merkte, dass eines ihrer Kinder fehlte, hat sie nur einmal geschnattert, und da kam das Kleine sofort angeschwommen. So brav war es.«

»Bist du auch immer so brav?« Frieda zwinkerte ihr zu.

»Nicht immer, aber ich gebe mir Mühe. Als Papa gesagt hat, er fährt mit uns in den Märchenpark, da habe ich ihm auch versprochen, dass ich immer bei ihm bleibe, damit mir nichts passiert. Es war so toll! Er hat uns alles genau erklärt. Mein Papa ist ganz gescheit, weißt du das?«

»Ja, mein Kind, das weiß ich. Er ist aber nicht nur gescheit, sondern auch fleißig und obendrein ein liebevoller Vater.«

»Ich habe meinen Papa auch sehr lieb«, sagte Lilli. »Ich habe einen Eisbecher bekommen, der war so groß.« Sie zeigte mit den Händen den Umfang an. »Das ist aber nicht übertrieben. Zwischen dem Eis waren Früchte und obendrauf ganz viel Schlagsahne und auf der Sahne noch Schokostreusel. Das Eis war so groß, dass ich gar nicht alles geschafft habe. Max hat nachher den Rest gegessen.«

»Haben Max und Heidi auch ein großes Eis bekommen?«

»Nein, die haben Kuchen gegessen wie Papa und Kakao getrunken. Papa hatte Kaffee.«

»Da seid ihr aber gut versorgt worden.«

»Ja, das hat ganz prima geschmeckt. Unser Papa ist nämlich reich und kann sich so etwas leisten.«

Tante Frieda musste im stillen über ihre kleine Nichte lächeln. Das Kind war so voller Glück und Begeisterung, dass alles nur so aus ihr heraussprudelte.

»Einen Dinosaurier haben wir auch gesehen, der war so groß wie ein Haus und sah ganz echt aus. Vor dem konnte man sich fast fürchten. Zwei Riesen waren auch da, die kämpften miteinander und hatten fast alle Bäume ausgerissen. Auf einem Baum saß das tapfere Schneiderlein und hat ihnen zugeschaut. Ist man eigentlich tapfer, wenn man zuschaut, wie sich zwei Riesen prügeln?«

»Kennst du das Märchen vom tapferen Schneiderlein nicht?«

»Ich weiß nicht, was hat es denn gemacht?«

»Es hat sieben Fliegen auf einen Streich totgeschlagen.«

Lilli lachte. »Das ist doch nicht tapfer, wenn man Fliegen totschlägt.«

»Das Schneiderlein meinte aber, es hätte etwas Besonderes geleistet, und hat sich deshalb einen Gürtel genäht und daraufgestickt: ›Sieben auf einen Streich.‹«

»Was ist denn so besonders daran?«

»Hast du schon einmal eine Fliege erschlagen?«

»Ja, schon oft.«

»Ist dir das leichtgefallen?«

Lilli dachte nach und schüttelte dann den Kopf. »Die sind so schnell, oft schlägt man daneben.«

»Siehst du, wenn das Schneiderlein sieben Fliegen auf einen Schlag erwischt hat, dann ist das schon eine Leistung.«

»Wie hat es denn das gemacht?«

»Wenn du das Märchen nicht kennst, mein Schatz, dann kann ich es dir ja einmal vorlesen.«

»Au ja, das ist fein.«

Lilli klatschte vor Freude in die Hände. Sie holte schnell das Buch und blätterte darin herum. Nach einiger Zeit fand sie das Bild eines Riesen, der auf dem Waldboden hockte und sich mit einem kleinen Menschen unterhielt.

»Ist das das tapfere Schneiderlein?«

»Ja, mein Kind.«

Die Märchentante fing an zu lesen, und Lilli hörte aufmerksam zu. Als das Märchen fertig war, schnaufte das Kind einmal heftig und blickte dann die Tante an: »Das war aber eine lange Geschichte.«

»Ja, das tapfere Schneiderlein hat auch viel erlebt. Jetzt weißt du auch, weshalb die beiden Riesen die Bäume in dem Märchenpark ausgerissen haben.«

»Ich vergesse den Ausflug in den Märchenpark nie mehr. Das war viel zu schön.«

»Hast du dich gefürchtet vor den Riesen?«

»Die Riesen haben ganz böse Gesichter gemacht. Aber ich habe mich an der Hand von Papa festgehalten. Der beschützt mich, da brauche ich keine Angst zu haben. Auch das tapfere Schneiderlein hat keine Angst gehabt. Das saß auf dem Baum und hat nur gelacht. Warum hatte es keine Angst?«

»Weil es daran glaubte, dass es ein Held ist.«

»Was ist denn ein Held?« fragte Lilli und zog ihre Nase kraus.

»Ein Held ist jemand, der eine schwierige Aufgabe übernimmt und frohen Mutes ans Werk geht und seinen Fähigkeiten vertraut, wie das tapfere Schneiderlein.«

»Das hatte auch keine Angst vor den Riesen, obwohl die so groß waren. Wie groß ist eigentlich ein Riese?«

»Du weißt doch, dass Märchen eine symbolische Bedeutung haben. Mit diesen Riesen sind Probleme gemeint.«

»Welche Probleme hatte denn das tapfere Schneiderlein?«

»Wie wir gelesen haben, war das Schneiderlein kein reicher Mann, sonst hätte es sich einen ganzen Topf Mus kaufen können. Weil es auf seinen Gürtel stickte ›Sieben auf einen Streich‹, kann man annehmen, dass es mutig und forsch aufgetreten ist und es so geschafft hat, sieben säumige Kunden zu einer Zahlung zu bewegen. Das ist schon eine Leistung.«

»Und die Fliegen?«

»Mit den Fliegen sind kleine Probleme gemeint. Wenn das Schneiderlein es schaffte, bei sieben Kunden das Geld einzutreiben, dann war das eine Heldentat, auf die es stolz sein konnte. Allen Menschen wollte es zeigen, wie tapfer es war, deshalb hat es das Schneiderlein auf seinen Gürtel geschrieben.«

»Ist man tapfer, wenn man zu jemandem sagt, er solle seine Rechnung bezahlen?«

»Es gibt Menschen, die bezahlen nicht gerne für die Hilfe, die sie von anderen bekommen haben. Sie wehren sich heftig und behaupten, die Arbeit wäre den gewünschten Lohn nicht wert gewesen. Wenn man sich mit solchen Leuten auseinandersetzen muss, dann ist das fast wie Fliegen totschlagen, weil uns die meisten entwischen.«

»Wenn es jetzt wieder viel Geld hatte, warum ist es dann von zu Hause fortgegangen?«

»Als es merkte, dass es gar nicht so schwer ist, seine Probleme zu lösen, wenn man all seinen Mut zusammennimmt, da hat es sich auf den Weg gemacht, auch seine großen Probleme zu lösen.«

»Das war dann der Riese.«

»Ja, mein Schatz. Der erste Riese hat ihn dreimal auf die Probe gestellt, und immer hat sich das Schneiderlein etwas einfallen lassen, um den Riesen von seiner Stärke zu überzeugen.«

»Aber eigentlich hat es das tapfere Schneiderlein nicht gekonnt. Es hat nur so getan. Da hat es doch gelogen.«

»Du kommst doch jetzt in die Schule, Lilli. Vorher bist du aber bei einem Schularzt gewesen und hast dich untersuchen lassen. Du wusstest, dass er dir Fragen stellen würde, von deren Beantwortung deine Schulreife abhängt. Da hast du natürlich alles versucht, um dem Schularzt klarzumachen, dass du schon längst so weit bist, dass du mit deinen Freundinnen in die Schule gehen kannst, oder? Wahrscheinlich hast du auch ein bisschen geflunkert, um dein Ziel zu erreichen.«

Lilli lächelte spitzbübisch.

»Mama hat gesagt, ich hätte ganz schön dick aufgetragen. Aber es hat auch geholfen. Ich darf jetzt in die Schule gehen.«

»Siehst du, genau so hat der Riese das Schneiderlein geprüft und sich von ihm überzeugen lassen.«

»Warum wollte er es dann später totschlagen?«

»Wenn du in die Schule kommst und es stellt sich heraus, dass du zu dick aufgetragen hast und das Lernziel nicht erreichen kannst, dann werden dich die Lehrer die Klasse noch einmal wiederholen lassen. Das ist so ähnlich wie beim Schneiderlein. Wenn es nicht auf der Hut ist, geht es ihm schlecht.«

»Muss ich jetzt in der Schule auch auf der Hut sein?«

»Natürlich. Schließlich musst du den Lehrern beweisen, dass du das Klassenziel erreichen kannst.«

»Glaubst du, ich kann das?«

»Natürlich kannst du das. Gehe mit dem gleichen Mut und der gleichen Tapferkeit an die Arbeit heran wie das tapfere Schneiderlein, und es wird dir gelingen.«

»Glaubst du wirklich, das geht so leicht? Viele Kinder haben doch Angst vor der Schule.«

»Weißt du, Lilli, wenn ein Kind in die Schule kommt, dann fängt ein neuer Lebensabschnitt an. Es muss etwas lernen, was es noch nie gemacht hat. Wenn man keine Ahnung hat von dem, was auf einen zukommt, dann hat man natürlich Angst. Aber der Unterricht in der Schule ist auf Kinder zugeschnitten. Es wird von ihnen nichts verlangt, was sie nicht können. Es ist wirklich nicht schwer, wenn du Mut hast und an deine Fähigkeiten glaubst, so wie das tapfere Schneiderlein.«

»Und das Schneiderlein? Hat das auch gelernt?«

»Ja, jedes Mal, wenn es ein Problem mit den Riesen gelöst hat, ist es eine Klasse höher gestiegen – wie in der Schule. Es war an Erfahrung reifer geworden und hat gelernt, mit Problemen umzugehen.«

»Dann ist es aber weitergegangen und ist zu dem König gekommen.«

»Ja, das heißt, dass es seine Lektion gelernt hatte und sich jetzt entscheiden konnte, ob es eine höhere Schule besuchen wollte oder nicht, so wie Max. Das tapfere Schneiderlein musste sich entscheiden, ob es die neue Stellung beim König annimmt oder nicht.«

»Aber die anderen Leute hatten Angst vor ihm.«

»Ja, aber war das nötig?«

Lilli überlegte und schüttelte dann den Kopf. »Es war gar nicht gefährlich, nur schlau.«

»So ist es auch bei den Kindern in der Schule. Sie haben Angst vor dem Lehrer, obwohl der gar nicht gefährlich ist, sondern nur schlau. Wären die Soldaten des Königs auch schlau gewesen und hätten keine Angst vor dem tapferen Schneiderlein gehabt, dann hätten sie von ihm lernen können, wie man sieben auf einen Streich töten kann.«

»Es hat es ihnen aber nicht gezeigt.«

»Nein, in Wirklichkeit wollten sie es auch gar nicht wissen. Die meisten Menschen sind nämlich nicht tapfer und wollen deshalb nicht lernen, mit ihren Problemen umzugehen. Sie hoffen immer, dass jemand kommt und für sie die Arbeit macht, oder sie ignorieren ihre Probleme, bis diese riesengroß geworden sind.«

»Der König hatte auch zwei riesengroße Probleme in seinem Wald.«

»Wenn in dem Märchen steht, im Wald sind Riesen, dann bedeutet das symbolisch, der König hatte zwei Krankheiten.«

»Kann man denn zwei Krankheiten auf einmal haben?«

»Ja, wenn ein Mensch seine Probleme nicht löst, dann wird er davon krank. Wenn er viele Probleme nicht löst, dann hat er viele Krankheiten. Deine Oma hat ein krankes Herz und Schmerzen in den Beinen, weil sie Venenentzündung hat. Das sind zwei Krankheiten.«

»Das tapfere Schneiderlein ist in den Wald geschlichen und hat die Riesen entdeckt. Es hat sich auf einen Baum gesetzt und sie mit Steinen beworfen, bis sie so böse geworden sind, dass sie sich gegenseitig umgebracht haben.«

»Ja, so kann man auch Krankheiten heilen. Deine Oma bekommt zum Beispiel ein Medikament, das für einen gesunden Menschen giftig ist. Durch diese Medizin wird ihr Herz wieder kräftig und kann so auch die Beine besser durchbluten, was ihre Venenentzündung heilt. So werden durch ein Mittel zwei Krankheiten geheilt.«

»Aber der König wollte ihm seine Tochter nicht zur Frau geben, obwohl er es versprochen hatte.«

»Genau wie seine Kunden. Auch die haben ihm ständig den Lohn vorenthalten.«

»Der König hat gesagt, er soll erst noch ein Einhorn töten, das in seinem Wald Schaden anrichtet. Ist das Einhorn auch eine Krankheit?«

»Ja, vielleicht hatte der König noch große Kopfschmerzen, weil er so viel nachdenken musste, wie er das tapfere Schneiderlein wieder loswerden konnte.«

»Aber das tapfere Schneiderlein hat das Einhorn gefangen. Heißt das, es hat die Kopfschmerzen vom König weggemacht?«

»Ja. Aber es hat das Einhorn nicht getötet, sondern nur gefangen, um es dem König zu bringen, das heißt, es hat ihm den wahren Grund für seine Kopfschmerzen gezeigt. Nämlich die Angst, die der König vor dem Schneiderlein hatte.

Es hat dem König erzählt, dass es nicht die Absicht habe, ihm etwas zuleide zu tun, und der König hat ihm geglaubt. Dadurch sind seine Kopfschmerzen weggegangen. Der König hatte jetzt keine Angst mehr vor dem Schneiderlein, aber er wollte ihm seinen Lohn noch immer nicht auszahlen.«

»Erst musste es noch ein Wildschwein töten. Hatte der König noch eine Krankheit?«

»Wahrscheinlich hat er vor lauter Angst nicht richtig geatmet und eine Lungenentzündung bekommen.«

»Das Schneiderlein hat aber das Wildschwein gefangen, und die Lungenentzündung von dem König ist weggegangen. Wie hat es denn das alles gemacht? Es war doch nur ein Schneider und kein Arzt?«

»Die armen Menschen in der damaligen Zeit hatten kein Geld, sich einen Arzt zu leisten. Aber sie kannten viele alte Hausmittel, die oft besser wirkten als ein Aderlass der Mediziner von damals.«

»Was ist denn ein Aderlass?«

»Bei einem Aderlass wird dem Kranken Blut abgenommen. Dadurch wird der Körper angeregt, neues Blut herzustellen. Mit dieser Maßnahme konnte man viele Krankheiten heilen.«

»Hat das Schneiderlein auch so etwas gemacht?«

»Der König hatte wahrscheinlich einen gelehrten Medikus an seinem Hof angestellt. Der hat bestimmt alles getan, um den König von seinen Krankheiten zu heilen. Doch hatte er keinen Erfolg mit seinen Maßnahmen. Als dann das Schneiderlein mit seinen alten Hausmitteln kam, da wurde er wieder gesund.«

»Warum hat denn der Arzt diese Hausmittel nicht genommen, wenn sie doch so gut sind?«

»Wenn man eine Ausbildung als Arzt hat, dann heilt man nur so, wie man es gelernt hat, und nicht, wie es das normale Volk macht. Er dachte, ein König ist ein ganz besonderer Mensch, den man auch mit ganz besonderen Mitteln behandeln muss. Als das nicht funktionierte, wusste er nicht mehr weiter.«

»Aber das tapfere Schneiderlein wusste es.«

»Ja, für es war der König kein besonderer Mensch, deshalb hat es ihn mit den normalen Hausmitteln behandelt und hatte Erfolg damit.«

»Warum hatte es Erfolg?«

»Weil es geglaubt hat, dass ein menschlicher Körper immer auf die gleiche Weise reagiert, egal, ob er einem armen Menschen gehört oder einem König. Es hatte richtig gedacht und deshalb auch Erfolg mit seiner Behandlung gehabt.«

»Jetzt musste der König den versprochenen Lohn bezahlen. Das Schneiderlein bekam die Königstochter und das halbe Königreich.«

»Ja, die Prinzessin war bestimmt sehr glücklich, einen solchen Helden heiraten zu dürfen. Aber als das Schneiderlein nachts im Traum sprach, verriet es, dass es nur ein Schneider ist, und das hat sie sehr enttäuscht.«

»Sie ist zu ihrem Vater gelaufen und hat sich beschwert, weil sie einen Schneider geheiratet hat.«

»Obwohl der König wusste, dass sein neuer Schwiegersohn nur ein Schneider ist und kein mächtiger Held, hatte er noch immer Angst und wollte ihn loswerden.«

»Aber jetzt hatte das tapfere Schneiderlein schon Freunde im Schloss, und die haben ihm alles erzählt.« Tante Frieda schloss das Märchenbuch, während sie sagte: »So konnte es sich wegen seines Mutes und seiner Tapferkeit gegen die Intrigen am Hof des Königs wehren. Jetzt hatten alle so viel Angst vor dem Schneiderlein, dass sie es in Ruhe ließen.«

»Das ist ein schönes Märchen. Bist du auch tapfer, Tante Frieda?«

»Ja, manchmal schon, mein Schatz. Wenn ich ein Problem auf mich zukommen sehe, dann nehme ich es an und löse es. Wenn du deine Schwierigkeiten nicht beachtest, werden sie immer größer. Wenn du einen anderen Menschen bittest, die Probleme für dich zu lösen, oder wenn du versuchst, sie einem anderen in die Schuhe zu schieben, dann ist dir nicht geholfen. Nur wer es wagt, alles selbst in Ordnung zu bringen, wie das tapfere Schneiderlein, der ist wahrhaft tapfer.«

»Was für Probleme hast du denn, Tante Frieda?«

»Keine, mein Kind.«

»Warum denn nicht?«

»Meinen Problemen geht es so wie dem König und seinem Hofstaat. Sie haben so viel Angst vor mir, dass sie mich in Ruhe lassen.«

»So bist du auch ein tapferes Schneiderlein?« fragte Lilli lachend.

Die Märchentante lachte mit und nickte. »Ja, mein Kind, so kann man es auch sehen.«

Was uns das Rapunzel
zu sagen hat

Heute war ein Festtag. Rolf, Tante Friedas Schwager, hatte Geburtstag, und Frieda war schon zum Mittagessen eingeladen. Liesel hatte sie gebeten, sich etwas um die Kinder zu kümmern, wenn am Nachmittag die Gratulanten kamen. Dieser Tag würde also ganz der Familie gehören. Sie freute sich sehr darauf.

Leichtfüßig lief sie die Treppe hinunter und traf im Hausgang mit Heidi zusammen.

»Oh, Tante Frieda, du siehst aber schick aus!« Heidi nickte anerkennend und bewundernd.

»Es freut mich, dass ich dir gefalle. Danke.« Sie legte dem Mädchen den Arm um die Schulter und ging mit ihr in die Wohnung der Schwester. Es duftete nach Braten und Gemüse.

Liesel stand mit hochrotem Gesicht in der Küche und dekorierte die Anrichteplatten.

»Guten Tag, Liesel, soll ich dir etwas helfen?«

»Vielleicht kannst du mit Heidi den Tisch decken. Wir sind zehn Personen. Es liegt schon alles auf der Anrichte. Max bringt gerade die Stühle.«

»Ist schon recht, ich kümmere mich darum.«

Sie ging mit Heidi ins Speisezimmer und sah Frau Steinmüller, die Großmutter der Kinder, im Musikzimmer stehen. Sie begrüßte die ältere Dame, die sich von Lilli etwas vorspielen ließ. Max schleppte eben einen Stuhl herbei und stellte ihn an den Tisch. Er zählte noch einmal und nickte zufrieden.

»Zehn Stück. Soll ich noch was machen?« Erwartungsvoll blickte er Tante Frieda an.

»Nein, Max, wir decken jetzt den Tisch. Frage deine Mutter, ob sie noch etwas aus dem Keller braucht.«

»Papa ist unten und holt den Wein. Ich kann ihm ja beim Tragen helfen.«

Er verschwand, und Frieda deckte mit Heidi sorgfältig den Tisch. Nachdem alles arrangiert war, kam Liesel mit den dampfenden Schüsseln und Platten. Auch Max kam mit seinem Vater und brachte die Getränke.

In diesem Augenblick klingelte es an der Haustür, und Rolf öffnete seinen Gästen. Bis der Besuch ins Zimmer trat, hatte Liesel schon alles aufgetragen und konnte ihre Schürze ablegen. Freundlich begrüßte auch Liesel die Gäste und stellte sie einander vor. Jedem wurde ein Platz zugewiesen, und Liesel trug die Suppe auf.

Es war eine sehr angenehme Tischatmosphäre, und alle genossen die erlesenen Speisen. Nach dem Essen zogen sich die Gäste ins Musikzimmer zurück, und Lilli brachte ihnen ein Ständchen, während Heidi und Frieda halfen, den Tisch abzuräumen. Danach ging Frieda wieder ins Zimmer, um die Kinder zu einem verabredeten Spaziergang abzuholen. Herr Baldwin fragte sogleich, ob er sich anschließen dürfe, was die Kinder großzügig gewährten.

Es war ein sehr schöner Nachmittag, denn ihr Begleiter konnte gut erzählen und brachte die Kinder oft zum Lachen, so wurde der Spaziergang ein voller Erfolg. Sie kamen gerade nach Hause, als das Abendbrot aufgetischt wurde. Als sich Herr Baldwin danach erhob, um sich zu verabschieden, schlossen sich die anderen Gäste an.

Jetzt war die Familie wieder unter sich. Liesel meinte, dass es jetzt auch Zeit für die Kinder wurde, ins Bett zu gehen. Aber Max bettelte: »Ach, Mama, laß uns doch noch ein bisschen aufbleiben. Papa hat doch heute Geburtstag, und wir brauchen morgen nicht in die Schule zu gehen. Bitte!«

Max sah seine Eltern flehend an, und seine Schwestern pflichteten ihm bei.

»Es ist doch schon spät, ihr müsst doch müde sein von dem vielen Herumtoben«, meinte der Vater.

»Tante Frieda soll uns noch ein Märchen vorlesen, dann gehen wir auch ins Bett«, schlug Lilli vor.

»Tante Frieda ist hier, um mit uns zu feiern. Sie hat sich heute genug um euch gekümmert, lasst sie doch auch einmal zur Ruhe kommen.«

»Lass nur, Liesel. Wenn die Kinder versprechen, ins Bett zu gehen, wenn ich die Geschichte gelesen habe, dann werde ich ihnen diesen Wunsch erfüllen.«

»Ja, ja«, riefen die Kinder und schleppten das Märchenbuch herbei. Es dauerte einige Zeit, bis sie sich für Rapunzel entschieden hatten. Dann setzten sie sich hin und hörten zu. Die Atmosphäre war so gelöst, dass Lilli friedlich dabei einschlief. Nach dem Märchen gingen die Kinder zufrieden in ihre Betten.

Der Hausherr schenkte noch einmal Wein nach und sah dann seine Schwägerin bewundernd an.

»Es ist mir immer wieder ein Rätsel, wie du es fertigbringst, die Kinder zum Gehorsam zu bewegen. Bei uns sind sie nicht so lammfromm.«

»Es ist die Art und Weise, wie ich mit ihnen umgehe.«

»Wie machst du das?«

»Ich vertraue darauf, dass die Kinder bereit sind, meinen Vorstellungen zu entsprechen.«

»Warum tun sie es denn bei uns nicht? Wir wollen doch auch, dass sie unseren Vorstellungen entsprechen.«

»Ihr wollt es, Liesel, ich dagegen glaube es.«

»Das ist doch dasselbe.«

»Ganz gewiss nicht. Wenn man von einem anderen Menschen etwas will, setzt man ihn einem Druck aus. Kinder sind sehr sensibel und versuchen, sich zu wehren. Ich dagegen vertraue ihnen, dass sie freiwillig und mit Liebe gehorchen. Das ist mein ganzes Geheimnis.«

»Bei dir hört sich alles immer so leicht und so einfach an.«

»Auch das liegt an eurem Glaubenssystem. Wenn jemand glaubt, die Umstellung seines Verhaltens sei schwer zu erreichen, dann wird es ihm auch schwerfallen.«

»Ja«, sagte daraufhin Liesel, »das kann ich nachvollziehen. Aber sag mal, als du das Märchen vorgelesen hast, wollte ich dich eigentlich fragen, was für eine Pflanze Rapunzel ist, auf welche diese Frau so gierig war.«

»Feldsalat.«

»Warum wollte sie denn unbedingt Feldsalat haben?«

»Warum wolltest du während deiner Schwangerschaft ständig eingemachte Pflaumen essen?«

»Ach, sie war schwanger?«

»Ja, das stand doch gleich am Anfang, erinnerst du dich?«

»Ich habe es vergessen, weil ich unbedingt wissen wollte, was Rapunzel ist. Überhaupt finde ich dieses Märchen höchst sonderbar.«

»Was ist denn daran so sonderbar?«

»Na ja, dass man sein Kind an eine Zauberin abgibt. Das tut doch kein normaler Mensch.«

»Die Zauberin ist ein Symbol für die Angst.«

»Was für eine Angst? Man schenkt doch sein Kind nicht der Angst.«

»Doch, du machst es mit deinen Kindern auch so. Nicht so wie in dem Märchen, aber du glaubst auch, dass du deine Kinder sehr stark behüten musst.«

»Natürlich, das ist ja auch richtig. Aber was hat das mit dem Märchen zu tun?«

»Der Mann ist ein großes Risiko eingegangen, um die Bedürfnisse seiner Frau zu befriedigen. Das gleiche haben sie auch bei dem Kind getan. Ihre Angst, dem Kind könne ein Leid geschehen, hat sie nicht zur Ruhe kommen lassen. Als das Mädchen dann zwölf Jahre alt war, haben sie es in einen Turm gesperrt, damit ihm ja nichts passiert. Das heißt: Als das Kind in die Pubertät kam, haben sie ihm so viel Angst vor der Sexualität eingejagt, dass es seine Sexualkraft in den Kopf verlagert hat. Der Turm steht für hohe Geistigkeit und ihre langen Haare für die Sexualität. Es war dem Mädchen streng verboten, sich mit einem Mann einzulassen. Doch nie hatte man ihr richtig erklärt, warum sie das nicht durfte. Als dann ein Mann in ihr Leben trat, musste sie das verheimlichen.«

»Wenn man dem Mädchen sagt, sie solle sich nicht mit einem Mann einlassen, so ist das doch ein guter Ratschlag«, meinte daraufhin die Schwester.

»Wenn du solche Ratschläge gibst, dann musst du deinen Mädchen auch erklären, weshalb du ihnen zu einem solchen Verhalten rätst.«

»Wegen einer ungewollten Schwangerschaft natürlich, warum denn sonst?«

»Du musst ihnen aber auch beibringen, wie sie mit ihren

Gefühlen umgehen sollen, wenn sie einen Mann lieben und nicht bei ihm sein dürfen.«

»Ich muss dir gestehen, Frieda, dass das ein wirkliches Problem für mich ist. Du weißt selbst ganz genau, wie unsere Eltern mit diesem Thema umgegangen sind. Ich habe keine Ahnung, wie man sich in einer solchen Situation verhalten soll.«

Liesel wurde sogar ein bisschen rot.

»Bei uns Männern ist das ja anders. Wenn eine Frau bereit ist, sich mit einem Mann einzulassen, dann soll er das einfach genießen. Spaß macht es den Männern immer.« Rolf lachte verlegen.

»Und was ist mit der Verantwortung?«

»Welcher Verantwortung?«

»Was glaubst du eigentlich, warum die Eltern von Rapunzel das Mädchen in einen hohen Turm eingesperrt haben?«

»Ich habe sowieso nicht verstanden, was du damit gemeint hast, als du sagtest, das Mädchen habe die Sexualität in den Kopf verlagert.«

»Wenn während der Pubertät sexuelle Gefühle in den jungen Menschen aufsteigen, dann ist das eine ganz neue Erfahrung für sie. Auch wenn in der Schule über den Zeugungsakt und die Geburt gesprochen wird, so lehrt man die jungen Leute nur die körperlichen Vorgänge. Wie man aber mit seinen Gefühlen umgeht, die ja eigentlich die Triebfeder für die nachfolgenden Handlungen sind, wird nicht oder nur spärlich erklärt.

Auch die Eltern von Rapunzel wollten mit ihrem Kind nicht darüber sprechen. Das einzige, was sie getan haben, war, ihr so große Angst vor diesem Geschehen einzujagen, dass das Kind seine Sexualität nur in Gedanken ausgelebt hat. Wie sehr hat sie sich einen Prinzen gewünscht! Sie hat ihn sich so lange herbeigesehnt, bis er auch tatsächlich erschienen ist.

Dann wurde sie mit dem realen Leben konfrontiert. Da war er, der Prinz. Und da war sie, mit ihren reinen, unschuldigen Gefühlen. Sie tat nichts Böses, als sie sich ihm in Liebe hingab. Sie war unschuldig und reinen Herzens in diese Lage geraten. Als der Prinz aber gegangen war, erinnerte sie sich an die Verbote der Eltern und fühlte sich schuldig.«

»Wenn sie sich verführen ließ, dann hat sie doch auch selbst schuld«, meinte der Schwager.

»Nein, Rolf. Sie war noch so unschuldig wie zuvor. Die Schuld lag voll und ganz bei den Eltern – wenn man überhaupt von Schuld reden kann.«

»Warum lag die Schuld bei den Eltern?« fragte Liesel. »Sie haben das Mädchen doch gewarnt.«

»Natürlich haben sie das. Auch Rolf war dein Prinz, und du hast ihm vertraut. Deine Gefühle für ihn waren so stark, dass du den körperlichen Regungen und den Bitten deines Geliebten nicht widerstehen konntest. Trotz der Warnungen unserer Eltern.«

Liesel lief rot an, und es war ihr sichtlich peinlich, darauf hingewiesen zu werden. Natürlich war es richtig, was die Schwester da sagte, aber es brachte sie sehr in Verlegenheit. Wie aber sollte man über so etwas Intimes mit den Kindern reden? Sie blickte ihren Mann an und sah, dass auch er sich unbehaglich fühlte. Als er bemerkte, dass seine Frau Hilfe von ihm erwartete, schaute er Frieda an.

»Wie wäre es denn deiner Meinung nach richtig gewesen?« fragte er.

»Wenn du zurückdenkst an diese Zeit, wie hättest du es denn gerne gehabt?« fragte sie zurück.

»Damals gab es noch nicht so sichere Verhütungsmittel wie heute, und die Gelegenheiten für solche Stunden waren auch selten. Die Angst war eigentlich immer dabei. Die Angst davor, bei einer unzüchtigen Handlung erwischt zu werden, und die Angst, ein Kind zu zeugen. Die jungen Leute von heute haben es da viel besser. Die Menschen sind toleranter geworden.«

»Jetzt frage ich dich noch einmal: Wo bleibt da die Verantwortung?« Frieda schaute Rolf direkt in die Augen.

»Von welcher Verantwortung sprichst du denn andauernd?« fragte Rolf gereizt.

»Du weißt sehr genau, wovon ich rede. Wenn du deine Triebe alleine auslebst, dann ist das deine eigene Angelegenheit. Wenn du aber andere Menschen mit hineinziehst, dann trägst du auch Verantwortung für das, was du bei anderen anrichtest.«

»Warum denn immer nur ich? Sie hat doch auch gewollt.« Verärgert deutete Rolf auf seine Frau, die verlegen auf ihrem Stuhl herumrutschte.

»Selbstverständlich. Sie trägt die gleiche Verantwortung wie du. Aber wenn ihr euch vereinigt, müsst ihr auch beide dafür die Verantwortung tragen. Wart ihr denn beide bereit dazu?«

»Natürlich, ich habe doch die Konsequenzen getragen, als Liesel schwanger wurde.«

»Wie hast du dich denn dabei gefühlt?«

»Na ja, geärgert hat es mich schon, als ich so früh eine Familie gründen musste. Aber ich habe sie nicht im Stich gelassen, das muss ich noch einmal betonen.«

»Du hast diese Verantwortung also nur gezwungenermaßen auf dich genommen. Und nicht, weil du es wirklich wolltest.«

»Anders wäre es mir schon lieber gewesen.«

»Warst du dir dieser Sachlage bewusst, als du den Zeugungsakt vollzogen hast?«

»Natürlich. Aber was willst du denn machen, wenn die Gefühle dich überschwemmen und der Drang immer größer wird?«

»Was würdest du deinen Kindern raten, wenn sie in dieser Situation wären?«

»Tut es, und seid glücklich.'«

»Die heutige Jugend tut es, aber ist sie auch glücklich? Sie gehen von einer Beziehung zur anderen und suchen nach der großen Erfüllung. Ich bin mir jedoch nicht sicher, ob sie diese auch wirklich finden werden, denn sie sind trotz des Sexualunterrichts nicht aufgeklärt.«

»Frieda, du sprichst in Rätseln. Was soll denn das schon wieder heißen?«

»Die jungen Leute leben ihre Gefühle total aus, doch befriedigt sie es nicht so, wie sie es sich wünschen. Würde etwas Greifbares bei diesem Tun herauskommen, dann wäre diese Handlung auch von einem Erfolg gekrönt.

Da der Sexualakt keine Früchte trägt, wird er im Laufe der Zeit schal und leer. Ein starkes Gefühl der Liebe sollte zu einem Zeugungsakt führen. Der Zeugungsakt dagegen sollte nicht dazu benutzt werden, Liebe zu verspüren. Die Zeugung eines Kindes ist der größte Ausdruck der Liebe, und nicht der Zeugungsakt selbst. Ein Kind, das in Liebe gezeugt und empfangen wird, ist das Symbol und das Zeichen der liebevollen Vereinigung zweier Seelen. Es gibt nichts, was die Liebe reiner, besser und schöner ausdrücken kann als ein neugeborenes Kind.

Ein Kind zu zeugen und es anzunehmen heißt, die Verantwortung für seine eigene Liebesfähigkeit zu übernehmen. Jetzt frage ich euch: Warum habt ihr solche Angst vor eurer eigenen Liebe?«

Sprachlos blickte das Ehepaar die Märchentante an. Von einem solchen Standpunkt aus hatten sie dieses Thema noch nie betrachtet. Zaghaft antwortete Liesel nach einiger Zeit: »Du weißt es doch, Frieda: weil uns unsere Eltern den Ausdruck unserer Liebe verboten haben.«

»Hatten sie dazu ein Recht?«

»Ob sie es hatten, weiß ich nicht. Auf jeden Fall haben sie es sich genommen.«

»Würdest du ihnen dieses Recht heute noch einräumen?«

Nach einigem Nachdenken schüttelte Liesel den Kopf. »Nein, jetzt nicht mehr.«

»Wenn deine Kinder das erste Mal verliebt sind, was würdest du ihnen dann raten?«

»Sie sollen selbst entscheiden, ob ihre Gefühle so stark sind, dass sie auch die Konsequenzen tragen können. Die Trennung von einem Liebespartner kann ebenso weh tun wie die Geburt eines Kindes. Sind sie bereit, diesen Schmerz zu tragen, dann kann ihnen niemand diesen Schritt verwehren.«

»Ja, Schwester, die Liebe kann sehr schön sein, aber auch sehr schmerzhaft. Jedoch sind es unsere Gefühle, und sie sind Bestandteil unseres Lebens. Wenn wir sie annehmen und leben, werden wir daran wachsen und reifen. Rapunzels Eltern haben versäumt, dem Mädchen von diesen Erfahrungen zu berichten. So ist es blind in diese Liebesbeziehung geraten und hat sehr darunter gelitten.

Die Eltern wollten nicht einsehen, dass sie es versäumt haben, ihr Kind richtig aufzuklären, und so haben sie es verdammt und sich von ihm getrennt. Das heißt, sie haben es in seinem Schmerz allein gelassen. Hätten sie sich zu ihrer eigenen Liebesfähigkeit bekannt, so hätten sie Rapunzels Kinder angenommen und dadurch ein neues Glück erfahren. Doch ihre Angst vor der Schande hat sie die Liebe ablehnen lassen, und so sind sie ärmer geworden, denn sie haben nicht nur ihre Tochter verloren, sondern auch ihre Enkelkinder.«

Versonnen sah Rolf seine Schwägerin an.

»Du hast recht, Frieda. Die Kinder sind unser größtes Glück. Als unser erstes Kind auf die Welt gekommen ist, ging mir das Herz auf. Wie sehr habe ich den kleinen Max geliebt! Deshalb habe ich mich auch so bemüht, viel Geld zu verdienen. Ich wollte ihm ein schönes Leben bieten. Jetzt bin ich zu der Erkenntnis gekommen, dass das liebevolle Miteinander wichtiger ist als Reichtum. Ich genieße nun die Kinder und das Familienleben.«

Liebevoll blickte er seine Schwägerin an. Frieda lachte.

»Um noch einmal auf das Märchen zurückzukommen«, sagte Liesel. »Was hätte denn das Mädchen Rapunzel tun können, um aus diesem Schlamassel herauszukommen?«

»Sie hätte ihr Schicksal annehmen und die Liebe ihrer Kinder genießen können, oder nicht?«

»Ohne Mann?«

»In dem Märchen heißt es, der Mann sei aus dem Turm gestürzt und in die Dornen gefallen, wodurch er erblindete. Das heißt, er ist aus allen Wolken gefallen, als er hörte, dass Rapunzel schwanger ist. Auch er hat sie notgedrungen geheiratet und angefangen, für seine Familie zu schuften, anstatt sich wirklich liebevoll um sie zu kümmern. Doch eines Tages hat er eine Wandlung durchgemacht und auf diese Weise wieder zu seiner Liebesfähigkeit zurückgefunden. Er hat seine Frau und seine Kinder in Liebe angenommen und ist dadurch glücklich geworden.«

»Jetzt gefällt mir das Märchen. Das war ein schönes Geburtstagsgeschenk, ich danke dir. Denn jetzt weiß ich, wie ich meinen Kindern alles über die Liebe beibringen kann, wenn der Zeitpunkt gekommen ist. Ich erkläre ihnen das Märchen Rapunzel und lasse sie dann selbst entscheiden.«

Frieda lachte über diesen weisen Entschluss und verabschiedete sich.

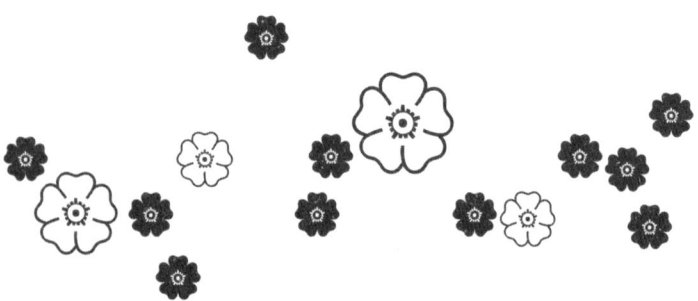

Was uns das Aschenputtel zu sagen hat

Heute hatte Frieda den ganzen Nachmittag im Garten gearbeitet und fühlte sich jetzt müde. Sie kochte sich einen Tee, setzte sich hin und schlug ihr Tagebuch auf. Da kam Heidi freudestrahlend zur Tür herein.

»Tante Frieda, wir machen eine Theateraufführung in der Schule, und ich spiele die Hauptrolle.«

»Oh, was für eine große Ehre, Heidi! Da bist du aber bestimmt sehr stolz drauf?«

»Ja, aber ein bisschen Angst habe ich auch. Da ist so viel Text, den ich lernen muss. Hilfst du mir ein wenig?«

»Den Text musst du schon selbst lernen, da kann ich dir nicht helfen.«

»Ja, aber du kannst mich abhören und mich verbessern, wenn ich etwas falsch mache.«

Die Tante las das Theaterstück durch und nickte dann anerkennend.

»Wer hat denn das geschrieben?«

»Das ist doch ein Märchen der Gebrüder Grimm.«

»Ja, ich weiß, wir haben es schon oft gelesen. Aber wer hat es denn zu einem Theaterstück umgeschrieben?«

»Ich glaube, das war unser Direktor.«

»Du weißt es also nicht genau?«

»Nein, aber ich könnte es mir gut vorstellen. Er erzählte uns einmal, dass er Germanistik studiert hat und sich besonders für Märchen interessiert. Damals dachte ich, das wäre ein prima Gesprächspartner für dich, weil du doch die Märchen so toll erklären kannst. Aber dann bin ich zu der Ansicht gekommen, es ist doch besser, wenn ihr euch nicht kennenlernt. Er ist nämlich sehr streng. Wahrscheinlich würde es ihm nicht gefallen, wie du mit den Geschichten umgehst. Vielleicht bringt er dich dann dazu, nicht mehr so darüber zu reden, und das wäre wirklich schade.«

»Das hast du aber schön gesagt. Es freut mich, dass du etwas von mir lernst, mein Kind.«

»Ach, Tante Frieda, ich habe schon so viel von dir gelernt, hast du das noch nicht bemerkt?«

»Nein, Heidi. Du kümmerst dich immer um andere, aber von dir selbst sprichst du nur wenig.«

»Was soll ich denn über mich sagen?«

»Was du denkst, wie du dich fühlst, welche Wünsche du hast.«

»Das interessiert doch niemanden.«

»Doch, Heidi. Mich interessiert das sehr. So wie du Interesse an anderen Menschen hast, so bin ich an dir interessiert und würde dir gerne helfen, deine Wünsche zu verwirklichen.«

Heidi dachte längere Zeit nach. »Es ist mir noch nie aufgefallen, dass es jemanden gibt, der wirklich Interesse an mir hat.«

»Deine Eltern haben aber auch Interesse an dir.«

»Ach, Tante Frieda. Die haben doch soviel Arbeit. Wenn die sich noch um Lilli und Max kümmern müssen, dann sind sie völlig ausgelastet. Was soll ich sie da mit meinen Wünschen behelligen.«

»Wenn du etwas mehr aus dir herausgehen könntest, dann würden sie an deinem Seelenleben noch viel mehr teilnehmen können. Du solltest dich deiner Familie etwas mehr öffnen.«

»An mir ist doch gar nichts Interessantes. Was soll ich denen denn erzählen?«

»Weißt du, warum du die Hauptrolle in dem Märchen vom Aschenputtel bekommen hast?«

»Weil ich eine gute Aussprache habe, sagt die Lehrerin.«

»Nein, Heidi, weil du selbst ein Aschenputtel bist. Du hast dich sehr weit von der Familie entfernt und spielst die arme, graue Maus. Auch du hast das Recht, eine Prinzessin zu sein. Du forderst deine Rechte aber nicht ein. Auch das Aschenputtel hatte ein Recht darauf, von der Familie anerkannt und geliebt zu werden. Es hat sich immer selbst erniedrigt und sich schlecht behandeln lassen. Wenn die Schwestern schöne Kleider, Perlen und Edelsteine verlangt haben, dann hat es selbst nur einen Haselzweig gewollt.

Der Vater hätte ihr auch Gold mitgebracht, wenn sie es gewünscht hätte. Aber sie ist nie auf die Idee gekommen, eine solche Bitte auszusprechen, weil sie sich selbst nicht für würdig befunden hat. Auch du hast ein Selbstbild, das weit unter dem deiner Geschwister liegt, doch so kannst du deine wahre Größe überhaupt nicht einschätzen. So wie im Märchen steckt auch in dir eine kleine Schönheit, die es wert ist, Königin zu werden.

Du hast das Gesicht eines Engels. Durch den Gesangsunterricht hast du eine wunderschöne Stimme bekommen. Du bist voller Anmut und Grazie und allen Menschen liebevoll zugetan. Ein solcher Mensch ist wertvoll und sollte sein Licht nicht ständig unter den Scheffel stellen.«

»Was meinst du mit ›unter den Scheffel stellen‹?«

»Wenn jemand gut, schön und rein ist und ständig Komplimente abwehrt, die ihm dies bestätigen, dann verdunkelt er das Licht seiner Seele. Mit der Zeit hören die Menschen auf, Komplimente zu machen, weil diese doch nicht angenommen werden, und dann bildet sich die Person wirklich ein, dass sie nicht so viel wert ist wie die anderen.«

»Was soll ich denn machen?« Heidi verknotete verlegen ihre Hände.

»Nimm deine eigene Größe wieder an. Glaube an dich und an das Recht, all das Gute annehmen zu dürfen, das du deinen Mitmenschen zubilligst.«

»Eigentlich komme ich mir nicht wie Aschenputtel vor.«

»Weil dich deine Familie nicht so schlecht behandelt. Aber wenn es darum geht, etwas Gutes zu verteilen, dann nimmst du immer nur die Reste an und bist zufrieden.«

»War das Aschenputtel auch so?«

»Du kennst doch das Märchen und hast das Theaterstück gelesen.«

»Ja, aber ich dachte immer, das liegt an der Bösartigkeit der anderen.«

»Wenn sich das Aschenputtel von Anfang an gegen die Behandlung gewehrt hätte, wären die neuen Schwestern und die Stiefmutter auch nicht so gehässig zu ihr gewesen. Es war keine Gutmütigkeit, sich so zu verhalten, sondern Dummheit.«

»Bin ich auch dumm?«

»Ja, Heidi. In dieser Hinsicht bist du dumm, trotz deiner Intelligenz und aller anderen Talente. Wer seine Energie für andere verausgabt und dafür keinen gerechten Ausgleich verlangt, der ist dumm. Ein Mensch wie Aschenputtel wird zwar von anderen Leuten als armes, misshandeltes Geschöpf bemitleidet, aber hinter dieser Opferrolle steht eine ganze Menge Hochmut.«

»Hochmut? Wo ist denn da Hochmut?«

»Ein Mensch, der das Opfer spielt, hat sich dazu entschlossen, auf seine eigene Macht zu verzichten, um den anderen zu zeigen, dass er sich niemals dazu hergeben würde, einen anderen so zu behandeln, wie seine Peiniger. Er setzt andere in ein schlechtes Licht, um sich selbst zu erhöhen. Jeder Mensch hat aber die Pflicht, für sein eigenes Wohl zu sorgen. Wer sich das verweigert, lehnt sich selbst ab.«

»Ich lehne mich aber nicht ab.«

»Das will ich auch nicht behaupten, mein Kind, aber so vollständig annehmen kannst du dich auch nicht, sonst würdest du dich mehr in den Vordergrund stellen und nicht die graue Maus spielen.«

»Aber ich will nicht so werden wie die Schwestern vom Aschenputtel.«

»Die drei Damen in dem Märchen haben ihre Macht nur ausgespielt und missbraucht, weil man es ihnen gestattet hat. Aschenputtel wollte keine Macht ausüben, weil sie dachte, sie würde dann so werden wie die Schwestern, und dieses Verhalten lehnte sie strikt ab. So verlor sie auch die Macht über sich selbst.«

»Warum hat sie das getan?« fragte Heidi.

»Am besten ist es, wir sehen uns einmal den Werdegang vom Aschenputtel an. Am Anfang des Märchens steht, dass Aschenputtels Mutter krank geworden ist. Als sie auf dem Sterbebett lag, sagte sie zu ihrer Tochter, sie solle fromm und gut bleiben, damit Gott ihr immer beistünde.«

»Wenn man fromm und gut ist, dann darf man keine Macht ausüben, sondern muss immer alles tun, was die anderen wollen.«

»Aschenputtel hat das geglaubt, und du glaubst das auch. Aber hat Gott ihr wirklich beigestanden?«

»Eigentlich nicht.«

»Also wird etwas an ihrer Vorstellung davon, was fromm und gut bedeutet, falsch gewesen sein, sonst hätte ihr Gott wirklich geholfen.«

»Was hat sie denn falsch gemacht?« wollte Heidi wissen.

»Sie ist immer wieder zum Grab ihrer Mutter gelaufen und hat dort gejammert und geweint.«

»Ja, das kann ich verstehen. Wenn unsere Mama sterben würde, dann wäre ich auch traurig und würde weinen.«

»Das steht dir auch zu. Du darfst deine Trauer auch ausdrücken, aber du darfst nicht daran festhalten, so wie es das Aschenputtel tat.«

»Was meinst du damit?«

»In früheren Zeiten drückte man seine Trauer dadurch aus, dass man alte Kleider anzog und sich Asche ins Haar streute. Nach einiger Zeit wusch man sich und zog neue Kleidung an, um seinen Mitmenschen zu zeigen, dass man ein neuer Mensch geworden ist. Wer aufhörte zu trauern, hat sich entschlossen, das Leben wieder zu genießen.«

»Geht denn das?« fragte Heidi erstaunt.

»Ja, mein Kind. Auch ohne deine Mama hätte das Leben dir noch sehr viel Schönes zu bieten. Aber das Aschenputtel hat geglaubt, dass das Leben ohne seine Mutter trist und leer ist, und hat sich nicht mehr erlaubt, glücklich zu werden. Sie ist nur in Sack und Asche herumgelaufen und wurde deshalb Aschenputtel genannt. Ihr Vater hat nach einiger Zeit die Liebe und das Leben wieder angenommen und eine neue Frau geheiratet.

Hätte sich Aschenputtel dazu entschlossen, das Leben wieder schön zu finden, dann hätte sie, wie ihr Vater, die drei Frauen vielleicht sogar lieben können. Da sie das nicht getan hat, musste sie weiter leiden.«

»Warum haben die anderen keine Rücksicht auf die Trauer von Aschenputtel genommen?«

»Weil sie wussten, wie unsinnig es ist, nach so langer Zeit noch zu trauern.«

»Woher wollten sie das wissen? Ihre Mutter lebte ja noch.«

»Aber die beiden Mädchen haben ihren Vater verloren und die Frau ihren Mann. Sie haben also genauso getrauert wie Aschenputtel. Sie haben jedoch einen neuen Vater angenommen, während Aschenputtel sich die Liebe zu den neuen Schwestern und der Mutter verweigert hat.«

»Vielleicht haben die Schwestern und die Stiefmutter das Aschenputtel nicht gemocht.«

»Natürlich haben sie es abgelehnt. Wer mag schon einen alten Trauerkloß, der nur herumhockt und weint, anstatt sich des Lebens zu erfreuen.«

»Du meinst, wenn sie glücklich gewesen wäre, dann hätte man sie auch nicht so schlecht behandelt?«

»Ja, genau das meine ich.«

Heidi dachte lange nach. Schließlich fragte sie: »Warum bin aber ich so wie das Aschenputtel?«

»Du warst immer ein glückliches Kind, bis Lilli auf die Welt kam. Dann warst du sehr eifersüchtig und hast darunter gelitten, dass deine Mama nicht mehr soviel Zeit für dich hatte.«

»Daran kann ich mich gar nicht mehr erinnern.«

»Du warst damals erst drei Jahre alt, mein Schatz.«

»Warum habe ich das gemacht?«

»Du wolltest die volle Aufmerksamkeit deiner Mutter. Da du sie aber nicht bekommen hast, dachtest du, alle würden dich ablehnen. Anstatt auf die Aufmerksamkeit deiner Mutter zu verzichten und dir ein neues Leben aufzubauen, hast du gelernt, dass man Anerkennung und Aufmerksamkeit bekommt, wenn man anderen selbstlos dient. Das ist auch richtig so, aber du hast diese Verhaltensweise als Ersatz für Liebe angenommen und dir somit ein Leben in Liebe verweigert. Du hast gehandelt wie das Aschenputtel. Das Leben ist schön und voller Liebe, wenn du bereit bist, auf die Suche danach zu gehen.«

»Wie macht man das?«

»Indem man die Chancen im Leben nutzt und sich nicht nur mit kleinen Resten zufriedengibt. Als der Vater fragte, welche Wünsche Aschenputtel hätte, hat sie nur um einen kleinen Zweig gebeten.«

»Ja, der Zweig ist aber zu einem großen Baum geworden.«

»Das heißt, dass sie noch nach vielen Jahren ihre Trauer dazu benutzt hat, sich Energie zuzuführen. Sie hätte es auch mit Liebe und Lebensfreude tun können, aber diesen Weg hatte sie sich selbst versperrt.«

»Was hat sie denn falsch gemacht?« Heidi dachte angestrengt nach.

»Sie hat die Liebe zu ihrer Mutter nicht losgelassen und deshalb auch nie nach einer anderen Liebe gesucht.«

»Warum haben ihr die Schwestern und die Stiefmutter Erbsen in die Asche gestreut?«

»Aschenputtel hatte ihrer verstorbenen Mutter versprochen, lieb und fromm zu sein. Sie verstand darunter, anderen Menschen selbstlos zu dienen und keine Macht auszuüben, und die Schwestern haben Aschenputtels Glauben ausgenutzt, um sich zu bereichern.«

»Warum hat sie sich das gefallen lassen?«

»Sie fühlte sich an ihr Versprechen gebunden, das sie ihrer verstorbenen Mutter gegeben hatte. Das Kind hat das Versprechen falsch verstanden und sich dadurch selbst großes Leid zugefügt.«

»Aber als das Aschenputtel etwas Gutes annehmen wollte, nämlich die Einladung auf den Ball, da haben es ihr die anderen verboten.«

»Und Aschenputtel hat es sich gefallen lassen. Das heißt, das Kind war davon überzeugt, dass die anderen das Recht dazu hatten. Aber glaube daran, mein Kind, niemand hat das Recht, etwas von dir zu verlangen, was du nicht willst.«

»Aber ich muss doch tun, was die Eltern sagen.«

»Nein, das musst du nicht. Wenn du glaubst, der Wunsch eines anderen ist zu deinem Schaden, so kannst du jederzeit ablehnen.

Wenn deine Eltern etwas von dir erwarten und du bist nicht bereit dazu, dann solltest du dich allerdings zunächst fragen, aus welchen Gründen du es ablehnst.«

»Wenn ich tanzen gehen will und die anderen sagen ›nein‹, dann darf ich also trotzdem gehen?«

»Du solltest zunächst erfragen, aus welchen Gründen es verboten wurde.«

»Die Stiefmutter hat ihr extra Erbsen in die Asche geworfen.«

»Ja, Heidi. Und Aschenputtel hat sie fein säuberlich aussortiert. Das hätte sie nicht gemusst.«

»Dann ist sie aber heimlich zu dem Fest gegangen, und niemand hat sie erkannt.«

»Natürlich. Einen Menschen, den man immer nur traurig und weinend antrifft, den erkennt man auch nicht, wenn er auf einmal heiter und glücklich ist.«

»Da hat sie zum ersten Mal wieder Freude in ihrem Leben gehabt.«

»Ja, weil sie die Chancen ihres Lebens endlich wahrgenommen und ergriffen hat.«

»Warum ist sie aber weggerannt, als das Fest zu Ende war?«

»Sie schämte sich vielleicht wegen ihres Lebens in Armut, das sie bis jetzt geführt hatte. Oder sie hatte Angst davor, von nun an wieder in Freude und Leichtigkeit zu leben, denn vielleicht glaubte sie, sie würde damit ihre Mutter verraten. Manchmal bekommen die Hinterbliebenen Schuldgefühle, wenn sie fröhlich weiterleben, anstatt für immer in Trauer zu verharren.«

»Trotzdem ist sie am nächsten Tag wieder zum Ball gegangen und hat mit dem Prinz getanzt.« Heidi summte eine Melodie, ihr Gesicht bekam einen verträumten Ausdruck. Sie freute sich schon sehr auf diese Stelle im Theaterstück.

»Zweimal ist sie ihm entwischt. Dann hat er zu einer List gegriffen, um sie festzuhalten. Aber sie war schlau und ist ihm wieder davongelaufen, doch dabei hat sie einen Schuh verloren«, sagte sie versonnen.

»Das heißt, sie hat eine Spur hinterlassen. Wahrscheinlich hat der Prinz jemanden beauftragt, ihr zu folgen, und so fand er das Haus, in dem sie wohnte.«

»Als der Königssohn mit dem Schuh kam, hat die Mutter zu der einen Tochter gesagt, sie solle sich ein Stück vom Zeh abschneiden, damit der Schuh passt und sie die Frau des Prinzen werden kann.« Heidi schüttelte sich, das musste doch weh tun!

»Der Prinz fand in dem Haus zwei schöne Mädchen vor. Er machte sich mit einer von ihnen bekannt und hoffte, dass sie so gut und schön ist wie das Mädchen, mit dem er auf dem Fest getanzt hatte. Doch sie war nicht die Richtige, und der Prinz hat es zum Glück gemerkt.«

»Die Tauben auf dem Grab der Mutter haben alles verraten.«

»Die Tauben stehen für Intelligenz und Intuition. Der Königssohn hat auf seine innere Stimme gehört.«

»Auch bei der anderen Schwester hat er gemerkt, dass sie gemogelt hat.«

»Ja, aber er hat nicht resigniert, bis er die Richtige gefunden hatte. Er wusste genau, was er will, und er hat nicht davon abgelassen, sondern ist nur seinem Herzen gefolgt.«

»Ist sie jetzt glücklich geworden?« Heidi schaute noch immer ganz verträumt.

»Wahrscheinlich. Sie hat gelernt, dass Glück und Liebe ein Teil ihres Lebens sind und dass sie beides nicht ablehnen darf, wenn es in ihr Leben tritt.«

»Heißt das, dass auch ich das Glück und die Liebe annehmen soll?«

»Ja, Heidi.«

»Wo soll ich die denn suchen?«

»In dir selbst.«

»Wie macht man denn das?«

»Du freust dich doch, dass du die Hauptrolle in dem Märchen spielen darfst?«

»Ja, das habe ich doch schon gesagt.«

»Trotzdem hast du Angst davor.«

»Ja, denn ich könnte etwas verpatzen. Dann blamiere ich mich und vielleicht sogar die ganze Schule. Das wäre mir sehr peinlich.«

»Willst du Liebe und Glück erfahren, so musst du zuerst

deinen eigenen Fähigkeiten vertrauen und deine Angst loswerden. Wenn du nun daran glaubst, dass du es schaffst, dann wirst du es auch können.«

»So einfach ist das?«

»Ja, man muss nur sein Glaubenssystem ändern. Glaube nicht mehr daran, dass du ein Aschenputtel bist, sondern ein schönes junges Mädchen, das es wert ist, von einem Königssohn geliebt zu werden. Ein solcher Glaube wird dir die Kraft geben, alle deine Wünsche zu erfüllen.«

»Ja, du hast recht, Tante Frieda.«

Das Mädchen stand auf, umarmte die Märchentante und war voller Glück und Freude über den neuen Lebensweg, der vor ihr lag.

CBEOEOCRCBEOEOCR

Was uns der König Drosselbart zu sagen hat

Frieda lächelte belustigt, als sie den Artikel las. Die Zeitung hatte einen neuen Reporter angestellt und dieser besuchte sie regelmäßig im Büro. Jede Woche stand ein Artikel über die Bibliothek in der Zeitung.

Der junge Reporter war von ihr begeistert, weshalb er sie jede Woche für ihr Organisationstalent und andere Fähigkeiten lobte. Sie hatte schon versucht, den Enthusiasmus des jungen Mannes zu bremsen, doch seine Verehrung kannte keine Grenzen. In der Zwischenzeit hatte sie sich daran gewöhnt und amüsierte sich köstlich über die Artikel.

Frieda faltete die Zeitung zusammen und blickte auf die Uhr. Es wurde Zeit, nach unten zu gehen. Rolf und Liesel waren zu einem Empfang eingeladen, und Frieda sollte sich um die Kinder kümmern. Das tat sie sehr gern, und die Kinder freuten sich darauf.

Als sie unten ankam, setzte Liesel gerade ein schickes Hütchen auf. Frieda nickte anerkennend: »Gut siehst du aus, Liesel.«

»Danke.« Sie lachte freundlich. »Ich muss mich beeilen, Frieda. Rolf wartet schon im Auto auf mich. Mach's gut, und viel Spaß mit den Kindern.«

»Ja, danke. Euch auch viel Spaß.« Sie winkte ihrer Schwester noch einmal zu und ging dann ins Wohnzimmer zu den Kindern, die sie sofort mit Vorschlägen für ihre Freizeitgestaltung überhäuften. Man einigte sich zuerst auf »Mensch ärgere dich nicht«, später spielten sie »Schwarzer Peter«. Frieda schickte die Kinder ins Bad, danach saß die kleine Bande in Schlafanzügen da und kuschelte sich in die bequemen Sessel.

»Es ist richtig gemütlich, wenn Mama und Papa nicht da sind.« Heidi rekelte sich genüsslich, während Lilli heimlich hinter vorgehaltener Hand gähnte.

»Das ist nur, weil die Erwachsenen alles besser wissen. Da darf man nie machen, was man will«, meinte daraufhin Max.

»Aber ich bin doch auch eine Erwachsene«, bemerkte Frieda lachend.

»Bei dir ist das was anderes, Tante Frieda. Du gehörst doch zu uns Kindern.« Max nickte gönnerhaft zu seinen Worten.

»Aber ich bin kein Kind mehr.« Frieda wartete gespannt auf die Antwort der Kinder, sie liebte diese seltsamen, spannenden Diskussionen.

»Das macht nichts, für uns bist du trotzdem ein Kind«, meinte Lilli großzügig.

»Das ist aber ein großes Kompliment für mich. Ich danke dir vielmals, mein Schatz.« Tante Frieda strich Lilli zärtlich über die blonden Locken. »Aber jetzt möchte ich doch wissen, warum ihr mich nicht zu den Erwachsenen zählt.«

»Du petzt nicht«, meinte Heidi.

Max dagegen erklärte: »Du sagst nicht, dass wir aufräumen müssen und dass wir ins Bett gehen sollen. Es ist schon so spät, aber du hast immer noch nicht gesagt, dass es Zeit ist, Schluss zu machen, wie Mama.«

»Ja, Mama hätte gesagt: ›Ihr braucht euren Schlaf, weil ihr morgen wieder zur Schule müsst.‹ Aber du lässt uns so lange aufbleiben, wie wir wollen.« Lilli war begeistert und hopste auf ihrem Sessel herum.

»Wenn ihr müde werdet, geht ihr schon von alleine ins

Bett. Es ist sehr schwer, aufzubleiben, wenn der Körper Schlaf braucht.«

»Ich kann so lange aufbleiben, wie ich will. Die ganze Nacht, wenn ich Lust dazu habe. Und heute habe ich Lust dazu.« Lilli war völlig überdreht und hopste weiter.

»Wie wäre es, wenn ich euch noch eine Geschichte vorlese?«

»Au ja, eine ganz spannende.«

»Was ist denn für dich spannend, Lilli?«

»In der Geschichte muss viel passieren. Ein richtiges Abenteuer.«

»Was verstehst du denn schon von Abenteuern?« Max blickte herablassend auf seine kleine Schwester. Dann nahm er das Märchenbuch zur Hand und blätterte darin herum. Er betrachtete die Bilder und gab Kommentare dazu ab.

»Was ist denn das für ein Walfisch?« fragte er verblüfft, als er das Bild eines riesigen Fisches entdeckte. Er suchte nach dem Titel des Märchens.

»›Von dem Fischer un syner Fru‹. Was ist denn das für eine komische Sprache? Haben wir das Märchen schon einmal gehört?« Er blickte fragend in die Runde. Die Schwestern zuckten die Schultern.

»Nein, noch nicht, weil es in einem Dialekt geschrieben ist«, sagte Tante Frieda.

»Kannst du das lesen?«

»Ich könnte es versuchen. Aber ich weiß nicht, ob ihr es richtig versteht.«

»Trotzdem möchte ich wissen, was da drinsteht. Lies es uns vor, bitte.«

Tante Frieda fing an, langsam vorzulesen, aber schon nach kurzer Zeit protestierten die Mädchen.

»Das ist ein blödes Märchen, Tante Frieda, nimm eine andere Geschichte.«

»Nein, ich will es weiterhören, auch wenn die so komisch reden«, wehrte Max ab.

»Wir wollen aber nicht, das ist langweilig«, sagte Lilli und rieb sich die Augen.

»Das ist nicht langweilig. Ihr seid nur so dumm und versteht es nicht.«

Tante Frieda merkte, dass die Kinder wegen der Übermüdung aggressiv wurden, und schlug einen Kompromiss vor.

»Ich werde das Märchen für euch übersetzen, dann haben wir alle etwas davon. Jetzt aber suchen wir uns ein anderes aus, das jeder versteht.«

Die Kinder waren schnell einverstanden und blätterten weiter in dem Buch. Das Bild eines Reiters, der über einen Stand mit irdenen Töpfen sprang, ließ Max innehalten.

»Das gefällt mir«, sagte er und deutete auf das Bild. »Das lesen wir!« Er schob Tante Frieda das Buch zu. Sie nahm es an sich, sah aber die beiden Mädchen fragend an. Als diese zustimmend nickten, las sie das Märchen vor.

»Warum hat sie sich denn so schlecht benommen, sie war doch eine Königstochter?« fragte Lilli verwundert, als Frieda das Buch zuklappte. Die Königstochter hatte jeden Freier abgewiesen und am Ende König Drosselbart heiraten müssen, weil dieser nicht aufgegeben hatte.

»Das war ihr Hochmut.«

»Was ist denn Hochmut?«

»Wenn ein Mensch glaubt, er sei besser als andere Menschen, dann ist er hochmütig«, erklärte die Märchentante.

»Sie ist doch eine Königstochter, dann ist sie doch auch etwas Besseres«, meinte Heidi.

»Nein, mein Kind. Auch dann ist sie nicht besser als alle anderen Menschen.«

»Warum nicht? Sie ist doch reich und schön und hat bestimmt auch einen Diener.«

»Ja, aber all diese Umstände machen sie nicht zu einem besseren Menschen.«

Die Kinder rissen vor Verwunderung die Augen auf. Max protestierte: »Wenn der Fritz in Mathe eine Fünf schreibt und ich eine Eins, dann bin ich doch besser als er.«

»Nein, Max. Du kannst zwar besser rechnen als Fritz, aber als Person bist du ihm gleichgestellt.«

»Wenn ich besser rechnen kann, dann bin ich besser!« Max war sehr empört darüber, dass Frieda sein Können nicht richtig würdigte.

»An deinem Wert als Mensch ändert sich aber nichts. Du bist anders als Fritz, aber nicht besser.«

»Wo liegt denn da der Unterschied?«

»In deinem Bewertungssystem.«

»Ach, Tante Frieda, es ist schon so spät, da kann ich nicht mehr so gut denken. Erkläre genauer, was du damit meinst!«

»Wäre es nicht besser, wenn wir unser Gespräch morgen fortsetzten? Lilli hat schon ganz kleine Augen!«

Doch die Kinder waren auf einmal wieder hellwach und bestanden auf einer Erklärung.

»Wenn man etwas kann, dann hat man eine gewisse Reifestufe erreicht. Wenn du etwas besser kannst, hast du die Reifestufe etwas früher erreicht als dein Freund.«

»Der Fritz ist doch nicht mein Freund. Der ist viel zu blöd. Mit so jemand gebe ich mich doch nicht ab.«

»Jetzt hast du so hochmütig gesprochen wie die Königstochter.«

»Meinst du vielleicht, ich soll mich jetzt mit so einem Blödmann abgeben?«

»Wenn du es nicht magst, brauchst du es auch nicht. Aber du könntest aufhören, ihn in einer solchen Weise zu bewerten.«

»Wie habe ich ihn denn bewertet?«

»Du hast hochmütig auf ihn herabgesehen und geglaubt, dass du etwas Besseres bist. Aber bestimmt gibt es auch Dinge, die Fritz besser machen kann als du.«

»Ja«, musste Max verdrießlich zugeben, »er kann sehr gut zeichnen. Aber das liegt nur daran, dass sein Vater ein Kunstmaler ist.«

»Wenn du ihn jetzt nach diesen Kriterien beurteilst, dann ist er dir überlegen, weil deine Zeichenkunst sehr zu wünschen übriglässt. Aber Fritz hat in sich die Anlagen zu einem guten Rechner und du die zu einem guten Zeichner. Deshalb glaube nicht, dass ein Mensch besser ist, nur weil er etwas besonders gut kann. Es kommt nicht darauf an, was man kann, sondern wie man es macht.«

»Was meinst du denn damit?«

»Die Königstochter war schön und reich. Sie hat diese Eigenschaften aber dazu benutzt, andere herabzusetzen und zu erniedrigen. Auf diese Weise hat sie sich viele Freundschaften verweigert, die ihr hätten nützlich sein können. Durch ihren Hochmut hat sie Freundschaft und Liebe verschmäht.

Auch du hast die Freundschaft von Fritz verschmäht, weil du ihn nach seinem rechnerischen Können beurteilt hast. Würdest du dagegen seine Freundschaft annehmen, könnte er dir das Zeichnen beibringen und du ihm das Rechnen. So hättet ihr euch beide bereichert.«

»Ist schon gut, Tante Frieda. So sehr lehne ich den Fritz ja gar nicht ab.«

»Wenn jemand gut rechnen kann, aber keine Freude daran hat, dann nützt ihm sein Können wenig. Bist du aber begeistert davon, dann liegt der Wert deines Könnens in den Gefühlen, die es auslöst.

Nicht das Können ist wichtig, sondern die Befriedigung, die du daraus schöpfst.«

»Warum hat die Königstochter so schlecht über die Männer geurteilt, die um sie geworben haben?« Heidi war es noch immer unverständlich, wie man sich in einer solchen Art und Weise verhalten konnte.

»Wahrscheinlich hatte sie Angst.«

»Angst? Wenn man Angst hat, dann führt man sich doch nicht so auf«, warf Max ein.

»Wenn man seine Angst nicht zeigen will, dann macht man oft die unglaublichsten Sachen. Die Herren, welche um sie geworben haben, waren alles hochgestellte Persönlichkeiten. Sie hatte vielleicht Angst, den Ansprüchen dieser Herren nicht gerecht zu werden. Es war möglicherweise alles nur eine Taktik, um die Heirat mit einer dieser Persönlichkeiten zu verhindern.«

»Dafür hat sie einen Spielmann heiraten müssen. Da ist sie aber ganz schön hereingefallen, denn als Frau eines armen Mannes hat sie es viel schwerer.« Max war sehr zufrieden mit dem Schicksal der Königstochter.

»Sie hat es auch ganz schön bereut, dass sie den König Drosselbart nicht genommen hat. Als sie merkte, wie reich er war, hat sie ihm nachgejammert. Das geschieht ihr ganz recht.«

»Hast du denn nicht ein bisschen Mitleid mit der armen Prinzessin?« wollte Tante Frieda wissen.

»Sie hat sich doch selbst in diese Lage gebracht«, befand Heidi.

»Ja, aber nur aus Angst.« Lillis mitfühlendes Herz hatte sich auf die Seite der armen Königstochter geschlagen.

»Wenn man sich die Suppe eingebrockt hat, dann muss man sie auch wieder auslöffeln«, ließ Max eine Weisheit vernehmen, die er von Tante Frieda gelernt hatte.

»Es ist aber sehr hart für sie gewesen, diese Suppe auszulöffeln. Es war ihr ja nicht bekannt, wie schwer das einfache Volk für sein tägliches Brot arbeiten musste. Das war ein großer Abstieg von einer feinen Prinzessin zu einer armseligen Arbeiterin.

Was haben ihr die Hände geblutet von der schweren Arbeit! Doch sie hat sich große Mühe gegeben, den Anforderungen ihres Lebens gerecht zu werden. Sie gab nicht auf und war tief traurig, wenn sie einmal versagte.« Heidi nickte zu den Ausführungen von Tante Frieda, und ihr mildtätiges Herz schlug jetzt auch für die arme Königstochter.

»Hätte sie nicht wieder nach Hause gehen können, Tante Frieda?« Die kleine Lilli wollte dem armen Mädchen so gerne helfen.

»Dazu war sie wohl nicht mutig genug. Ihr Vater war ja sehr verärgert gewesen. Jeden Wunsch hatte er ihr erfüllt. Die besten Männer aus der Nachbarschaft hatte er ihr als Heiratskandidaten präsentiert. Doch die Tochter hat alle spöttisch abgewiesen. Das war auch eine große Beleidigung für den Vater. Darum war er auch so hart zu ihr und hat sich zu dem Schwur hinreißen lassen, sie dem niedrigsten Bettelmann zur Frau zu geben.

Aber ich nehme an, dass er heimlich ein Abkommen mit dem König Drosselbart getroffen hatte. Deshalb hat sich dieser verkleidet und ist als Spielmann wiedergekommen. Er wollte ihr eine Lehre erteilen, und das ist ihm auch trefflich gelungen.«

»Die zwei waren ganz schön clever.« Max war hoch befriedigt.

»Die Königstochter hat viel aus ihrem Schicksal gelernt. Schnell wurde ihr klar, wie sehr sie sich geirrt hatte, als sie dachte, sie sei etwas Besseres. Was nutzen ihr jetzt der hohe Titel und die Schönheit? Damit konnte sie sich nicht ernähren. So musste sie von ihrem hohen Ross heruntersteigen und lernen, wie man sich mit seiner Hände Arbeit das Brot verdient. Nirgends war ein Diener, der ihr hätte beistehen können.

Willig ließ sie sich von ihrem Mann zeigen, wie man Körbe flicht, und sie gab sich dabei solche Mühe, dass ihre Hände von den harten Weiden bluteten. Auch mit dem Spinnen hatte sie kein Glück, weil ihre Hände nicht für schwere Arbeit geeignet waren. Deshalb schickte ihr Mann sie auf den Markt, um irdenes Geschirr zu verkaufen. Hier musste sie zwar nicht so schwer mit den Händen arbeiten, aber das Anpreisen der Ware ist ihr bestimmt auch nicht leichtgefallen. Jetzt wusste sie auf einmal, dass der Wert einer Arbeiterin dem einer Prinzessin in nichts nachstand, und sie wurde sich ihres großen Fehlers bewusst.«

»Dann kam der Reiter und hat alle Töpfe kaputtgemacht.« Trotz ihrer Müdigkeit war Lilli noch voll bei der Sache.

»Da war die arme Königstochter bestimmt sehr traurig. Was sie auch anfing, alles ging schief«, sagte Heidi bedauernd.

»Dann musste sie sogar in der Schlossküche arbeiten.«

Max war sehr zufrieden. »Jetzt war sie selbst eine Dienstmagd und musste tun, was man ihr befahl. Da hat sie erlebt, wie das ist, wenn man die Menschen herumschubst und verspottet.«

»Ja, Kinder. Sie hat viel erlebt, und durch die harte Schule ihres Lebens ist sie geläutert worden. Als sich dann später herausstellte, dass sie die Frau von König Drosselbart war, ist sie bestimmt sehr glücklich gewesen. Doch wird sie wohl nie vergessen haben, was sie gelernt hat. Sie ist wahrscheinlich eine liebevolle und gute Königin geworden, die für alle Sorgen ihres Volkes ein offenes Ohr hatte. Jetzt hatte sie die Reife erlangt, die sie als Ehefrau und Königin benötigte.«

»Das ist ein sehr schönes Märchen.« Heidi seufzte glücklich.

»Wenn die sich nicht so blöd benommen hätte, wäre sie gleich die Frau vom Drosselbart geworden. Einen riesigen Umweg hat sie gemacht, aus lauter Dummheit.«

»Max, dann wäre sie sicher nicht eine so gute Königin geworden, dann hätte sie wenig oder kein Verständnis für die Sorgen und Nöte ihrer Untertanen gehabt, meinst du nicht? So hatte auch ihr Hochmut sein Gutes, denn sie ist nun wahrhaft gütig.«

Lilli war in ihrem Sessel eingeschlafen. Tante Frieda nahm sie auf die Arme und trug sie ins Bett. Auch Heidi war müde und zog sich zurück, und sogar Max tappte müde ins Bett.

»Morgen übersetze ich euch die Geschichte vom Fischer und seiner Frau«, versprach Frieda lächelnd, dann legte auch sie sich schlafen.

Was uns
der Fischer und seine Frau
zu sagen haben

»Tante Frieda, hast du das Märchen von dem Fisch jetzt übersetzt?«

»Ja, Max. Gestern abend habe ich es fertiggeschrieben.«

»Prima, liest du es mir jetzt vor?«

»Willst du nicht warten, bis auch deine Schwestern da sind?«

»Wer weiß, wann die Zeit haben, ich möchte es gerne jetzt hören.«

»Wenn du willst, dann kannst du es ja selbst lesen, meinst du nicht?« Frieda reichte ihm einige eng beschriebene Blätter.

»Nee, du kannst das viel besser. Märchen mag ich nicht selbst lesen. Dafür bist du zuständig.«

»Dann musst du warten, bis die Mädchen da sind. Du kannst dich ja mit ihnen absprechen, wann sie Zeit dafür haben.«

Max war mürrisch und gelangweilt. Tante Frieda saß ruhig auf ihrem Platz und strickte, während sie ihn liebevoll beobachtete. Er hatte das Märchenbuch genommen und blätterte darin herum. Er kam zu dem Bild mit dem großen Fisch und betrachtete es lange. Dann sah er die Verse zwischen den Zeilen und las sie vor:

›Manntje, Manntje, Timpe Te,
Buttje, Buttje in der See,
myne Fru de Ilsebill
will nich so,
as ik wol will.‹

»Was heißt denn das richtig?«

»Es heißt soviel wie ›Komm, großer Butt aus dem See, meine Frau, die Ilsebill, will nicht so, wie ich wohl will.‹«

»Wie groß ist denn eigentlich ein Butt?« fragte Max und riß die Augen weit auf.

»Schau doch mal im Lexikon unter ›Heilbutt‹, vielleicht findest du ihn da.« Gemeinsam schauten sie sich die Bilder an, doch der Fisch im Märchenbuch ähnelte dem großen Heilbutt nur entfernt. Dann hörten sie Schritte auf der Treppe.

Es dauerte nicht lange, dann saß die ganze Kinderschar um den Tisch herum und hörte dem Märchen zu. Nach dem überraschenden Ende schauten sich die Kinder verdutzt an.

»Warum hat sie denn so etwas gemacht?« fragte Lilli ganz unglücklich.

»Die Fischersfrau hat in ihrem Leben wahrscheinlich noch nie etwas anderes erfahren als Armut und Entbehrung. Ihr Hunger nach Besitz und Macht war immer größer geworden. Als sie nun einen Weg gefunden hatte, das zu erlangen, was sie sich am meisten wünschte, hat sie das rechte Maß verloren. So wie sie früher maßlos gedarbt hatte, so war sie nun maßlos habgierig geworden.

Man darf die negativen wie auch die positiven Empfindungen nicht maßlos übertreiben. Wahrscheinlich hatte diese Frau auch nie richtig gelernt, mit ihren Gefühlen umzugehen. Deshalb konnte sie kein Maß halten bei ihren Empfindungen, sondern hat sich von ihnen überschwemmen lassen. Sie fühlte sich ihnen hilflos ausgeliefert und konnte deshalb ihrer Habgier nicht Herr werden. Aber auch der Fischer wurde seiner Gefühle nicht Herr. Seine Frau hat von ihm verlangt, er solle zu dem Butt gehen und von ihm immer größere Reichtümer verlangen.

Dem Fischer war das nicht recht. Er hatte kein gutes Gefühl dabei. Er hat den Wünschen seiner Frau mehr Macht eingeräumt als seinen eigenen Empfindungen. Aber er hatte kein gutes Gefühl dabei und ist deshalb mit zwiespältigen Gefühlen zu dem Butt gegangen.«

»Aber der Butt hat den Wunsch seiner Frau erfüllt«, rief Lilli und lachte glücklich.

»Ja, aber der Hunger nach Reichtum war bei der Frau noch immer nicht gestillt. Der Fischer hat die Chancen seines Lebens nie wahrgenommen. Er war stets der Meinung, dass ihm die Wünsche nach Reichtum nicht zustehen. Selbst seine Frau konnte ihn nicht vollständig davon überzeugen.«

»Trotzdem ist er aber reich geworden«, meinte Lilli.

»Nein, mein Kind, der Fischer ist nicht reich geworden, nur seine Frau.«

»Das verstehe ich nicht. Wenn sie ein schönes Haus geschenkt bekommen und später ein Schloß, dann gehört es ihnen beiden. Eigentlich hat der Fischer dem verwunschenen Königssohn das Leben geschenkt, dann muss doch auch ihm alles gehören.«

»Ja, aber der Fischer hat nur die Wünsche seiner Frau ausgesprochen. Der Butt hat diese Bitte erfüllt und der Fischersfrau ein Geschenk für seine Errettung gemacht, nicht dem Fischer, denn der hatte für sich selbst nichts gefordert. Deshalb hat er auch an dem Geschenk nicht teilhaben können. Er ist arm geblieben, während seine Frau immer reicher und mächtiger geworden ist. Er hat sich geweigert, an diesem Reichtum teilzuhaben.«

»Warum wollte er denn so arm bleiben?« Karin konnte nicht verstehen, dass ein Mensch sein eigenes Glück ablehnte.

»Er hatte nie gelernt, reich zu sein. Deshalb konnte er es sich auch nicht vorstellen. Als sie dann reich waren, konnte er es nicht annehmen, weil er Angst hatte, dieses Glück wieder zu verlieren. Seine Vorstellung, dass er kein Recht dazu hatte, großen Reichtum zu besitzen, war so mächtig, dass er nachher wieder alles verlor.«

»Du meinst, wenn er sich über das Geschenk des Fisches gefreut hätte, dann wären sie reich geblieben?«

»Ja, Max, genau so ist es. Der Mann hatte Angst davor, reich zu sein, und auch Angst davor, den erworbenen Reichtum wieder zu verlieren. Die geballte Macht aus Angst und Ablehnung hat alles zunichte gemacht.«

»Warum hatte er denn soviel Angst?« fragte Karin ganz unglücklich über das Schicksal des armen Fischers.

»Warum muss man manchmal lügen? Weil man Angst vor der Wahrheit hat. Angst vor der Verantwortung. Angst vor dem, was von einem erwartet wird, weil man glaubt, es nicht leisten zu können. Es ist immer die Angst vor den eigenen Gefühlen.

Wenn der Fischer Angst vor Reichtum und Macht hat, dann nur, weil in seiner Erinnerung daran so viel seelischer Schmerz verborgen war, dass er sich dazu entschloss, auf Reichtum zu verzichten, um diesen Schmerz nicht noch einmal erleiden zu müssen. Und so verzichtete er auf das, was er am dringendsten benötigte.«

»Wie kann man denn einem solchen Menschen helfen?«
Karin war den Tränen nahe, weil sie keinen Ausweg aus diesem Dilemma sah.

»Helfen kann man sich immer nur selbst. Aber du kannst ihm einen Weg zur Selbsthilfe weisen. Ob er diesen Weg auch geht, muss er selbst entscheiden. Der Mann war ja bereit, Reichtum zu schaffen, aber er konnte ihn nicht annehmen. Als dann alles wieder verloren war, konnte er sich selbst bestätigen, dass es richtig war, das Geschenk des Fisches abzulehnen. Er hatte keinen Verlust erlitten, weil er nichts bekommen hatte. Seine Frau dagegen hatte großen Schmerz und große Enttäuschung zu ertragen. Weder der Mann noch die Frau waren in der Lage gewesen, mit Reichtum richtig umzugehen, und deshalb ist er ihnen wieder verlorengegangen.«

»Das ist aber ein trauriges Märchen.«

»Wenn du etwas daraus lernst, mein Kind, dann war es eine gute Lektion.«

»Was soll man denn daraus lernen?«

»Wenn dir das Schicksal die Möglichkeit bietet, Reichtum zu erlangen, so nimm ihn freudigen Herzens an und gehe sorgsam damit um. Das heißt: Verschwende ihn nicht, aber halte ihn auch nicht voller Geiz zusammen. Wenn du bewusst entscheidest, wie du mit deinem Reichtum umgehen willst, kannst du ihn ständig vermehren.«

»Wenn man Geld ausgibt, dann wird es aber immer weniger.«

»Was nützt dir viel Geld, wenn du es nicht ausgeben kannst? Geld ist nur dazu da, gegen etwas anderes eingetauscht zu werden. Durch diesen Tausch kann man große Gewinne erzielen.

Aber Reichtum besteht nicht nur aus Geld oder Hab und Gut, sondern vor allen Dingen aus guten Gefühlen. Ein Mensch, der glücklich ist, hat auf jeden Fall mehr Reichtum als jemand mit großem Besitz, der aber an Leib und Seele krank ist.

Wahrer Reichtum besteht aus Glück, Liebe und Lebensfreude. Je mehr du davon ausgibst, um so reicher fließen sie nach. Wenn du aber mit deiner Liebe geizt, so wirst du immer ärmer. Denn nur wer seine guten Gefühle an andere weitergibt, kann sie auch selbst erleben. Gibst du nichts Gutes, so hast du auch nichts, denn die Quelle der Liebe versiegt, wenn du ihren Fluss hemmst. Lässt du das Glücklichsein aber in reichem Maße aus dir heraussprudeln, so wird es nie mehr versiegen. Das Glück ist ein Geschenk Gottes, man kann es in keinem Laden kaufen. Man kann es immer nur selbst geben. Und je mehr du gibst, um so glücklicher wirst du.«

Die Kinder sahen Tante Frieda verwundert an. Sie war so schön geworden. Ihr Gesicht glänzte. Ihre Augen strahlten, und um ihre Haare lag ein goldener Schimmer.

»Du bist so schön, Tante Frieda!« rief Heidi entzückt.

»Das liegt daran, dass ich mich glücklich und reich fühle.«

»Wie wird man denn glücklich und reich?« fragte Karin neugierig.

»Indem man diese Gefühle zulässt und als Bestandteil seines Lebens ansieht.«

»Darf man denn das?«

»Natürlich kann und darf man das. Niemand kann es verwehren.«

»Wenn ich mich glücklich und reich fühle, werde ich dann auch so schön wie du?«

»Jeder Mensch, der sich glücklich fühlt, ist auch schön.«

»Dann werde ich mich jetzt auch immer glücklich und reich fühlen und schön sein, weil mir das so gefällt.« Karin zeigte durch ein strahlendes Lächeln, wie sehr sie sich über diesen Entschluss freute.

»Ich auch«, schloss sich Lilli ihr an.

»Und ich ebenfalls«, rief Heidi schnell.

»Können Männer auch schön werden, wenn sie sich glücklich und reich fühlen, Tante Frieda?«

»Ja, Max. Auch du kannst dadurch schön werden. Und wenn wir dieses Glück und den Reichtum leben und anderen zeigen, dann bereichern wir damit die ganze Welt.«

Ende

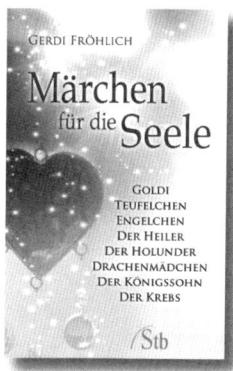

GERDI FRÖHLICH

Märchen
für die **Seele**

GOLDI
TEUFELCHEN
ENGELCHEN
DER HEILER
DER HOLUNDER
DRACHENMÄDCHEN
DER KÖNIGSSOHN
DER KREBS

/Stb

360 Seiten

ISBN 978-3-89767-529-3

Gerdi Fröhlich

Märchen für die Seele

Acht Märchen für Erwachsene, die alle eine gemeinsame Botschaft haben: Letztlich siegt immer die Liebe. Aber auf welche Weise sie das tut und wie merkwürdig ihre Umwege sein können, erzählt die Autorin auf phantasievolle, unterhaltsame und Mut machende Weise.

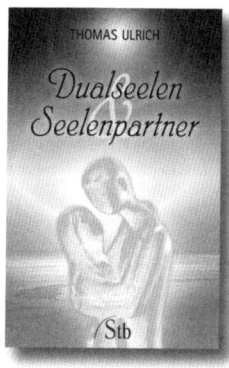

THOMAS ULRICH

Dualseelen
Seelenpartner

/Stb

204 Seiten

ISBN 978-3-89767-582-7

Thomas Ulrich

Dualseelen und Seelenpartner

Gibt es das wirklich, dass zwei Menschen schon seit ewigen Zeiten füreinander bestimmt sind und sich bei der ersten Begegnung hier auf Erden „wiedererkennen"?
Schwerpunkt dieses Buches sind Meisterwerke der Weltliteratur, die das Thema der schicksalshaften Liebesverbindungen zum Thema haben, von Novalis' *Heinrich von Ofterdingen* über Dantes *Göttliche Kommodie* bis hin zu Emily Brontës *Sturmhöhe*.